Nutrición óptima. Guía fácil

Grupo ROBIN BOOK

Barcelona - México
Buenos Aires

Patrick Holford y Susannah Lawson

Nutrición óptima
Guía fácil

Traducción de Carme Geronès

alternativas

ROBIN
BOOK

Si usted desea que le mantengamos informado de
nuestras publicaciones, sólo tiene que remitirnos su
nombre y dirección, indicando qué temas le interesan,
y gustosamente complaceremos su petición.

Ediciones Robinbook
información bibliográfica
C/. Indústria 11 (Pol. Ind. Buvisa)
08329 – (Barcelona)
e-mail: info@robinbook.com
www.robinbook.com

Título original: *Optimum Nutrition Made Easy*
© 2008, Patrick Holdford
  First published in Great Britain in 2008 by Piatkus Books

© 2009, Ediciones Robinbook, s. l., Barcelona
Diseño cubierta: Regina Richling
Fotografía de cubierta: © iStockphoto / Soren Pilman
Producción y compaginación: MC producció editorial.
ISBN: 978-84-7927-974-5
Depósito legal: B-27.416-2009
Impreso por Limpergraf, Mogoda, 29-31 (Can Salvatella),
  08210 Barberà del Vallès.

Impreso en España - *Printed in Spain*

Agradecimientos

Estoy en deuda con Susannah Lawson, extraordinaria terapeuta en el campo de la dietética y escritora, quien me ha ayudado a crear esta obra tan fácil de manejar a partir del material que tenía reunido. Gracias asimismo al equipo de Piatkus/Little, Brown, quien ha perfeccionado tan a conciencia estas palabras para ofrecer al lector una convincente y decisiva introducción a lo que es en realidad la información más importante que necesitamos todos para recuperar y mantener la salud.

Guía de abreviaciones, medidas y referencias

Guía de abreviaciones y medidas

1 gramo (g) = 1.000 miligramos (mg) = 1.000.000 microgramos (mcg, también µg).

Todas las vitaminas se miden en miligramos o microgramos. Las vitaminas A, D y E se medían en Unidades Internacionales (UI), medida pensada para estandarizar las distintas formas de dichas vitaminas con potencias distintas.

6 mcg de betacaroteno, el vegetal precursor de la vitamina A se convierten, por término medio, en 1 mcg de retinol, la forma animal de la vitamina A. Así, 6 mcg de betacaroteno reciben el nombre de 1 mcg RE (siendo RE el equivalente del retinol). En todo el libro se hace referencia al betacaroteno con la denominación de mcg RE.

1 mcg de retinol (mcg RE) = 3,3 UI de vitamina A

1 mcg RE de betacaroteno = 6 mcg de betacaroteno

100 UI de vitamina D = 2,5 mcg

100 UI de vitamina E = 67 mg

En el libro, calorías equivale a kilocalorías (kcal)

Guía de referencias y otras fuentes de información

Se han utilizado en la redacción de este libro cientos de referencias de textos científicos de prestigio. En aras de simplificar, no se incluye una relación pormenorizada de ellas, aunque se encuentran en *La biblia de la nutrición óptima*.

Al final de esta obra podrá encontrar unas referencias bibliográficas para poder ampliar sus conocimientos. En los libros se incluyen referencias más detalladas sobre los estudios científicos. El lector encontrará también explicaciones sobre los temas tratados en el libro en artículos del autor, que puede consultar en: *www.patrickholford.com*. Quienes quieran actualizar la información sobre este novedoso e interesante campo, pueden suscribirse al boletín informativo *100% Health*, cuyos detalles se encuentran el sitio web.

Introducción

Cuando compramos un coche, nos entregan un manual, algo que no ocurre con nuestro cuerpo. ¿Cómo sabremos lo que debemos comer para sentirnos perfectamente, mantenernos jóvenes y no contraer enfermedades? Una pregunta sobre la que he estado investigando durante los últimos treinta años, y la razón por la que se creó el Institute for Optimum Nutrition en 1984. En 1998, todo lo que habíamos aprendido en los estudios lo puse por escrito en *La biblia de la nutrición óptima,* la guía con todas las referencias, de la que se han vendido más de un millón de ejemplares y ha sido traducida a unas veinte lenguas, que van desde el hebreo al chino.

Esta obra tiene como objetivo facilitar al lector el camino para descubrir la verdad sobre lo que uno debe comer para sentirse bien. En ella encontrará qué significa exactamente «nutrición óptima», algo que se basa en treinta años de investigación, probado y comprobado en cientos de miles de personas. A pesar de que consideremos que la nutrición es muy importante, vamos a descubrir que ésta puede marcar la diferencia entre una vida saludable y una muerte prematura, entre el simple «sentirse bien» y vivir con una energía que jamás hemos experimentado, fuera del peligro de las enfermedades degenerativas corrientes, como pueden ser la artritis y el cáncer.

Lo que no va a encontrar el lector en este libro es la versión corriente y aguada de las guías de alimentación sana pensadas para no inquietar en exceso a las influyentes multinacionales del campo de la alimentación y del farmacéutico. Tampoco encontrará los tópicos de la «dieta equilibrada» que llevan a la mayoría a creer que come bien, mientras sigue ganando peso, perdiendo energía, teniendo problemas digestivos, de piel y otros síntomas típicos de una nutrición que dista mucho de ser óptima.

Sabemos que siempre hay un país en el mundo que no sufre una de las principales enfermedades que nos afectan. ¿A qué se debe? ¿Por qué, por ejemplo, entre los occidentales es mayor el riesgo de desarrollar cáncer de mama o de próstata, enfermedades cuya incidencia es cien veces superior a la registrada en la China rural? No se trata de una cuestión congénita, ni tampoco de nuestra mayor longevidad. Es mucho más probable que se deba a simples diferencias en la dieta. Éstas son las cuestiones que se explican en el libro y, en el proceso, el lector sabrá qué significa en realidad para él una nutrición óptima y qué necesita para conseguirla, desde los alimentos que va a comprar hasta los suplementos que tomará.

Con la lectura de *Nutrición óptima. Guía fácil* quedaremos sorprendidos al descubrir cuántas soluciones simples y contundentes existen para los típicos problemas de salud y, al aplicar sus principios constataremos, boquiabiertos, que conseguimos una salud y una vitalidad envidiables. Yo mismo he seguido estos principios durante treinta años y puedo afirmar sinceramente, a los cincuenta, que poseo una gran energía, que he mejorado en agudeza mental, que tengo una piel más tersa, que mantengo un peso y unos índices corporales parecidos a los de cuando era adolescente y que en general mi salud se ha mantenido a la perfección. No recuerdo haber guardado cama durante un día por lo menos en los últimos diez años.

Este libro está dirigido a las personas que quieren resultados. Está dividido en cinco partes. En la primera se exponen los elementos básicos para una nutrición óptima. La segunda parte es más interactiva: incluye unos formularios que hay que rellenar sobre seis aspectos clave de nuestra salud, a fin de determinar qué partes concretas exigen más concentración. La tercera parte proporciona una mayor inspiración en cuanto a alimentos saludables, además de consejos para satisfacer las necesidades durante los cambios que se producen a lo largo de la vida: desde maximizar la fertilidad a alimentar a bebés y niños a mantener la juventud y la belleza, al tiempo que se evitan las enfermedades degenerativas más comunes. En la cuarta parte podemos reunir la información en nuestro propio plan de acción saludable personalizado. Por fin, la quinta parte nos brindará otra información que ha de ayudarnos a poner en práctica en nuestra vida la nutrición óptima.

Deseo la mejor salud al lector.

PATRICK HOLFORD

Primera parte

Acertar con los elementos básicos

1. ¿Qué significa nutrición óptima?

La nutrición óptima es algo muy simple: tomar los mejores nutrientes para conseguir un cuerpo y un cerebro sanos y para que funcionen a pleno rendimiento. Cuando hablamos de nutrientes nos referimos a proteínas, hidratos de carbono, a grasas esenciales, vitaminas, minerales y agua, elementos que estudiaremos con más detalle en los capítulos siguientes. Éstas son las sustancias que componen nuestro cuerpo. Nuestra piel, por ejemplo, se renueva cada 21 días, nuestros huesos son capaces de restablecerse en seis semanas y la dermis y el tracto digestivo se regeneran cada cuatro días. En cinco años nos pasamos casi a ser personas nuevas. Nuestro cuerpo es un organismo con un increíble poder de regeneración, en constante autorregulación y rejuvenecimiento. Ahora bien, sin los nutrientes adecuados, dicho proceso se ve afectado. Entonces no se sustituyen las células corporales tal como deberían y se da un proceso denominado envejecimiento. Teniendo en cuenta las dietas carentes de nutrientes que se siguen hoy en día y las infinitas tentaciones que se nos presentan, mantener un cuerpo sano es un reto que nos atañe a todos.

En el Institute for Optimum Nutrition llevamos a cabo el estudio de mayor envergadura que se ha realizado en el Reino Unido sobre dieta y salud. Unas 37.000 personas nos contaron lo que comían y cómo se sentían. Una altísima proporción, el 85%, afirmó poseer bajos niveles de energía, un 81% declaró que tenía problemas con el tránsito intestinal diario, un 64% dijo sufrir ansiedad, un 62%, hinchazón, un 56% se quejaba de sequedad en la piel, un 45% sufría depresión y 64 por ciento de las mujeres padecían trastornos premenstruales. Quien no sienta que su estado de salud es óptimo puede tener la certeza de que su caso no es único.

Sin embargo, hay algo positivo: sabemos que una nutrición óptima puede ayudarnos a invertir el proceso en este tipo de problemas. Además nos ayudará a:

- Mejorar la claridad mental, el estado de ánimo y la concentración.
- Aumentar el coeficiente intelectual.
- Incrementar el rendimiento físico.
- Mejorar la calidad del sueño.
- Desarrollar resistencia ante las infecciones.
- Protegernos contra la enfermedad.
- Ampliar nuestra esperanza de vida.

Pueden parecernos afirmaciones atrevidas, pero a todas las respalda la investigación. Por otra parte, pueden aplicarse a todo el mundo, independientemente de la herencia genética.

No todo está en los genes

Todos nacemos con virtudes y defectos, con diferentes niveles en cuanto a capacidad de recuperación. Algunos poseen lo que se denomina «buenos genes» y otros no. ¿Quiere decir esto que en el nacimiento queda predeterminada la salud de toda nuestra vida? La respuesta es no.

Vamos a tomar como ejemplo el cáncer de mama. Algunos consideran que nuestros propios genes determinan la vulnerabilidad respecto al desarrollo de dicha enfermedad. Pero unos estudios en los que se hizo un seguimiento sobre la salud de 44.000 pares de mellizas se constató que el riesgo en cuanto a factores de herencia era de un 27%. Y esto significa que en un 73%, el riesgo procede de factores externos, como la alimentación y el estilo de vida. Otro ejemplo nos lo ofrece el alzheimer. Tan sólo uno de cada cien casos de esta enfermedad que tanto anula a las personas tiene su raíz en los genes. A menos que entremos en este desafortunado uno por ciento, no vamos a correr esta suerte. Así pues, nuestro estado de salud está determinado en gran medida por el estilo de vida que hayamos escogido.

Ni siquiera en los casos en los que se ha determinado que alguien posee un gen que puede predisponerle a contraer cierta enfermedad puede afirmarse que vaya a desarrollarla. Si bien existen genes establecidos –por ejemplo, los que determinan el color de nuestros ojos–, otros pueden activarse según el entorno en el que se encuentran. Por consiguiente, quien fume o beba en exceso es más probable que active un gen que propicie la enfermedad. En cambio si la misma persona se alimenta bien y se cuida, dicho gen puede permanecer latente durante toda su vida.

De la misma forma, si vivimos en un entorno realmente hostil (nos alimentamos mal, sufrimos los efectos de la contaminación, padecemos mucho estrés) es más probable que caigamos enfermos. Pero si lo que nos rodea fomenta la salud, el riesgo de contraer una enfermedad o de vivir con una salud deficiente –independientemente de nuestra herencia genética– se reduce de forma espectacular.

Somos únicos

No existe otra persona igual que nosotros. De la misma forma que son únicos nuestros genes, lo son también nuestras necesidades, pues dependen de una serie de factores, y éstos van desde nuestras virtudes y defectos innatos hasta los efectos que producen en nosotros el entorno en el que vivimos. Sólo hay que observar las terribles variaciones en el aspecto, en el talento y la personalidad de cada cual para darnos cuenta de que probablemente tampoco son idénticas nuestras necesidades en el campo de la nutrición. He aquí porque decir que todos necesitamos 60 mg de vitamina C al día (cantidad que recomienda a los adultos, por ejemplo, el gobierno del Reino Unido) es como afirmar que todos necesitamos zapatos del 44.

Existen, evidentemente, una serie de principios que podemos aplicarnos todos como miembros de la raza humana: a todos nos hacen falta pongamos por caso, proteínas, vitaminas y minerales; pero la cantidad necesaria varía entre una persona y otra. Este libro nos ayudará a descubrir nuestras necesidades específicas –la nutrición óptima– y la forma de satisfacerlas.

Las dietas modernas no están pensadas para gozar de buena salud

Antes de empezar a determinar nuestras necesidades individuales, echaremos una ojeada a nuestra alimentación en general y a su contribución –o no contribución– en una vida saludable.

Como seres humanos, nuestro cuerpo está compuesto de unas dos terceras partes de agua, una cuarta parte de proteínas y el resto está formado por grasas y algunos minerales y vitaminas. Todas las moléculas de nuestro cuerpo proceden de lo que comemos y bebemos. Si ingerimos alimentos de la mejor calidad y en su justa medida podemos alcanzar el mayor potencial en salud y vitalidad y al mismo tiempo evitar la enfermedad.

Las dietas de hoy en día distan mucho de la alimentación ideal y del equilibrio de nutrientes. Los gráficos circulares de la página siguiente muestran el porcentaje de calorías que consumimos procedente de las grasas, las proteínas y los hidratos de carbono. A pesar de que en el 99% de la historia de la humanidad se registraron pocos cambios, durante el siglo anterior –en especial los últimos treinta años– empezamos a ingerir muchas más grasas, del tipo no conveniente, mucho más azúcar, hidratos de carbono refinados, sal y mucha menos fibra. Las propias directrices del gobierno quedan a leguas de la alimentación que seguían nuestros antepasados o de lo que en general se consideran unas pautas alimenticias ideales. En efecto, fomentan el consumo de alimentos más refinados y ricos en féculas: los que llevan al aumento de peso, la diabetes y las enfermedades cardiacas.

Alimentación en la antigüedad y en la era moderna

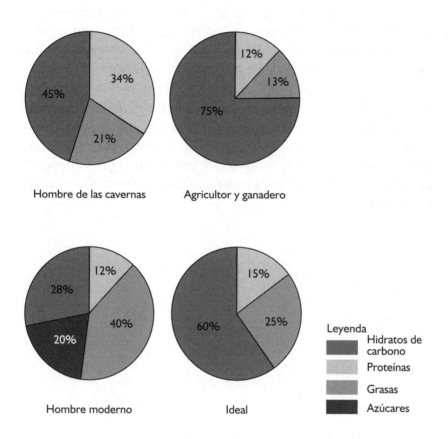

Hombre de las cavernas Agricultor y ganadero

Hombre moderno   Ideal

Leyenda
- Hidratos de carbono
- Proteínas
- Grasas
- Azúcares

Parte del problema estriba en el estilo de vida de hoy en día. Nuestras vidas se aceleran, pasamos menos tiempo preparando comidas con productos frescos y confiamos cada vez más en los platos preparados por empresas más preocupadas por su beneficio que por nuestra salud. Ello quiere decir que a menudo se utilizan productos refinados para que duren más, repletos de elementos químicos que dan a la comida un aspecto y un sabor atractivo, pero artificial, y que en el proceso le arrebatan, además, los nutrientes esenciales. Nuestra sociedad se ha hecho adicta al azúcar: hoy consumimos una media de 38 kilogramos por persona y año, cuando en 1900 se consumían tan sólo nueve kilogramos. Y si bien los gobiernos recomiendan que como máximo un 10% de las calorías proceda del azúcar no suelen frenar su consumo. El azúcar vende, y cuanto más consumamos, menos espacio nos quedará para los hidratos de carbono menos dulces, con bajo contenido glucémico (más información en página 66) que fomentan la energía, ayudan a perder peso y a mejorar la salud.

Desde 1984, el Institute for Optimum Nutrition ha estado investigando cómo tendría que ser una alimentación perfecta. Exponemos nuestras conclusiones en los dos capítulos siguientes, que se resumen en la página 54. Si bien es cierto que determinadas personas no conseguirán de la noche a la mañana este tipo de equilibrio alimentario, como mínimo les servirá como clara indicación del camino que debe tomar su dieta.

2. La definición de la dieta perfecta actual

¿A quién no le apetece sentirse perfectamente? ¿Sacar el máximo partido de su alimentación? Pues vamos a prepararnos para cambiar unas ideas bastante rutinarias. Explicaremos aquí, por ejemplo, por qué la carne y la leche no son ingredientes básicos ideales de la dieta, es más, por qué aumentan el riesgo de contraer determinadas enfermedades, y por qué la grasa no necesariamente engorda, ni tampoco incrementa el riesgo de enfermedad coronaria, ¡mientras el azúcar sí!

Proteínas: los componentes básicos del cuerpo

La palabra proteína procede del término *protos*, que significa «primero», puesto que constituye el material básico de las células vivas. El cuerpo humano está formado, por ejemplo, aproximadamente por un 64% de agua y un 22% de proteínas. Éstas, además de ser piezas vitales para crecimiento y la recuperación del tejido corporal entran en la formación de hormonas, enzimas, anticuerpos y neurotransmisores, al tiempo que colaboran en transportar sustancias por todo el cuerpo.

Si las proteínas conforman los componentes básicos del cuerpo, los aminoácidos son los componentes básicos de las proteínas. Existen 22 tipos distintos de aminoácidos estructurados en combinaciones distintas para crear diferentes tipos de proteínas, más o menos de la forma en que las letras forman palabras, que se combinan para

Carne y leche: ¿Los alimentos básicos ideales?

El ciudadano medio del Reino Unido, por ejemplo, ingiere semanalmente más de 900 g de carne y unos dos litros y medio de leche. En general, se considera que estos alimentos –básicos desde hace mucho en algunas dietas– son buenos para la salud. Sin embargo, cada día hay más pruebas que demuestran que no es cierto, antes bien todo lo contrario.

De entrada, los modernos métodos de cría del ganado hacen que la mayor parte de la carne y los lácteos no ecológicos contengan antibióticos, restos de pesticidas y elevados niveles de hormonas del crecimiento. Todo ello se ha relacionado con los riesgos para la salud en los seres humanos, como en el caso de los cánceres relacionados con hormonas y el envenenamiento de determinados alimentos a raíz de superbacterias antibióticas.

Quienes consumen carne y lácteos poseen un índice de salud inferior. Este consumo se relaciona con el riesgo de enfermedad coronaria y cáncer –en especial el de estómago y colon–, al igual que otras enfermedades digestivas, como la diverticulitis, la colitis y la apendicitis. Según unas investigaciones llevadas a cabo en la Universidad de Surrey (Inglaterra), quienes comen carne suelen ir al médico o ingresar en un hospital el doble de veces que los vegetarianos y es más probable que sufran enfermedades degenerativas diez años antes que éstos.

El alto consumo de leche y productos lácteos puede llevar también a contraer enfermedades cardiovasculares. Se relaciona asimismo el consumo de leche con el aumento del riesgo de desarrollar cáncer de mama o de próstata (ver página 156). Por lo que se refiere a los bebés, una ingesta temprana de estos alimentos aumenta las probabilidades de desarrollar alergias, e incluso con un mayor riesgo de diabetes infantil.

Pero lo que puede sorprender más en realidad es que quien consume un exceso de leche –y come demasiada carne– corre un riesgo de sufrir osteoporosis. Ello se debe a que, a pesar de su contenido en calcio, la proteína de la leche acidifica el cuerpo. Y cuando esto ocurre, utiliza los minerales alcalinos del cuerpo, como el calcio, a modo de barrera. En un estudio realizado durante doce años se descubrió que las mujeres que tomaban dos vasos de leche o más al día tenían un riesgo un 45% superior de fracturarse la cadera y un 5% superior de sufrir roturas en el antebrazo que las que tomaban una cantidad inferior . No obstante, la noticia alentadora es que las semillas, los frutos secos y las verduras de hoja verde, como la col y el brécol, proporcionan más calcio, además de otros minerales beneficiosos que no tiene la leche, como magnesio, cromo, manganeso y selenio.

Esta demostrado, pues, que si el objetivo es conseguir una nutrición optima, ni la carne ni la leche deben constituir nuestros alimentos básicos, y no perdemos nada con ello, ya que, al no incluir lácteos y carne en la dieta no sólo seguiremos la haremos más saludable, sino que además es muy probable que disminuyamos el riesgo de sufrir enfermedades que en general resultan funestas. A quienes les guste la carne y no quieran seguir una dieta vegetariana les aconsejaremos que no tomen más de tres veces a la semana (y escojan únicamente carne de cría ecológica, carne magra y de pollo de corral), y el resto tomen pescado y alimentos con proteínas vegetales, como legumbres y quinua. La leche animal puede sustituirse por leche de soja, de avena o de arroz, que a menudo se encuentra enriquecida con calcio, y en última instancia, por leche ecológica. Quien sospeche de que puede padecer alergia, es bueno que pase 14 días sin tomar productos lácteos. Si no nota diferencia alguna, reducirá la ingesta de leche a un litro y cuarto por semana.

crear frases y párrafos. De estos 22 tipos, el cuerpo fabrica 16, pero los 8 restantes proceden de la dieta que consumimos. Por tanto, los ocho se denominan «esenciales» y su equilibrio en las proteínas de cualquier alimento concreto determina la calidad o la utilidad de éste.

Es errónea la creencia de que sólo pueden conseguirse proteínas de calidad a partir de productos animales (ver recuadro *Carne y leche*). Dos de los alimentos con proteínas de mejor calidad en el campo del equilibrio de los aminoácidos son la quinua (cereal procedente de América del Sur que se cocina como el arroz) y la soja (el tofu, por ejemplo). Y a diferencia de la carne, que suele contener altos niveles de grasas saturadas (un 75% de las calorías de las chuletas de cordero procede de las grasas saturadas), los vegetales contienen en general más grasas beneficiosas, además de otros nutrientes que las llevan a formar menos ácidos y para nosotros resultan más sanas que la carne.

Por tanto, es mejor limitar el consumo de carne a tres comidas a la semana. Tenemos otras fuentes de proteína en el pescado, los huevos de gallina de corral, los cereales y las legumbres, entre las que destacan judías, lentejas, frutos secos y semillas. Muchos productos vegetales –en especial los que son «semillas», como habichuelas, guisantes, maíz– contienen, además de proteínas, muchos elementos antioxidantes, aliados en la lucha contra el envejecimiento.

En total, las proteínas –carne magra, pescado, huevos y legumbres– deberían sumar entre una sexta y una cuarta parte de nuestra alimentación, o alrededor de un 15-25% de nuestro consumo total de calorías. (Un porcentaje mayor estimula la pérdida de peso.) Podemos conseguirlo siguiendo las directrices que exponemos a continuación.

Las proteínas: pautas para una nutrición óptima

- Tomaremos dos raciones de judías, lentejas, quinua, tofu (soja), verduras de «semilla» u otras proteínas vegetales, una pequeña ración de carne, pescado, queso o huevo de corral todos los días.

- Reduciremos la ingesta de productos lácteos y los descartaremos si somos alérgicos, sustituyéndolos por leche de soja, de avena o de arroz.

- Reduciremos otras fuentes de proteína animal, y escogeremos carne magra o pescado que no sea de piscifactoría o como mínimo procedente de alimentación ecológica, y no tomaremos más de tres raciones a la semana de carne y tres de pescado.

- Escogeremos alimentos ecológicos siempre que nos sea posible para minimizar la ingestión de productos tóxicos que afecten a las hormonas.

Los hidratos de carbono: combustible para crear energía

Los hidratos de carbono son nuestra principal fuente de combustible: nos proporcionan la energía para seguir con nuestro quehacer, y al cuerpo, para llevar a cabo la increíble tarea que realiza entre bastidores. Esta fuente de energía vital aparece bajo dos formas distintas: de «emisión rápida», como en el caso del azúcar, la miel, la malta, los dulces y la mayoría de alimentos refinados; y de «emisión lenta», como en los cereales integrales, las verduras y la mayor parte de la fruta fresca.

Los hidratos de carbono de emisión lenta a menudo reciben el nombre de «hidratos de carbono complejos», pues poseen una estructura nutricionalmente compleja e incluyen fibra, que ayuda a frenar la emisión de energía en estos alimentos. Los hidratos de carbono de emisión rápida, en cambio, contienen unos tipos de azúcar simples, que exigen poca digestión: es el caso del pan o el arroz no integrales a los que se ha quitado en la manipulación la fibra y muchos de los nutrientes.

Independientemente del tipo de los hidratos de carbono, todo se asimila y forma unas unidades de energía básicas: esencialmente glucosa, combustible directo para nuestras células corporales. Los alimentos de emisión rápida sueltan más deprisa la glucosa y nos proporcionan un súbito estallido de energía. Tienen el inconveniente de que después del vertiginoso ascenso viene la caída, lo que explica la nueva sensación de cansancio, hambre y ansia de tomar alimentos dulces poco después de haber comido un trozo de pastel o una galleta. En cambio, los hidratos de carbono de emisión lenta actúan como su nombre apunta: sueltan más lentamente la glucosa y así el cuerpo recibe un flujo constante de energía durante un período más largo. A estos alimentos les llamamos de bajo contenido glucémico, puesto que mantienen nuestro nivel de azúcar en la sangre y nuestra energía más estables.

A estas alturas, el lector ya sabe que los hidratos de carbono de emisión lenta son una opción mejor para mantener estabilidad en los niveles de energía. Por otro lado, los hidratos de carbono de emisión rápida suelen encontrarse en los productos refinados, como los elaborados con azúcar blanco y harina no integral, y carecen de las vitaminas y minerales que necesita el cuerpo para asimilar como es debido y utilizar el combustible que le proporcionan. Por ello, quien confía básicamente en los hidratos de carbono de emisión rápida para conseguir energía puede tener problemas de salud, como fatiga, aumento de peso e incluso diabetes.

Lo que significa esto en cuanto a opciones alimentarías es que siempre son mejores los cereales integrales que los refinados. Por consiguiente, en lugar de escoger hidratos de carbono «blancos», optaremos por el arroz y el trigo integrales, el pan con semillas o de centeno, la pasta integral, los cereales y las tortitas de avena. Como se explica en el apartado de las proteínas, las legumbres y los cereales, como la quinua, contienen también hidratos de carbono complejos, por ello son extraordinarias fuentes de energía de emisión lenta, que nos hacen sentir saciados durante más tiempo. La fruta y las verduras frescas tienen también un alto contenido en fibra y en nutrientes que son hidratos de carbono con bajo contenido glucémico.

La fruta contiene un tipo de azúcar denominado fructosa, que el cuerpo tarda más en descomponer que los alimentos elaborados a base de azúcar blanco refinado. Por ello, la fruta constituye un tentempié más nutritivo y vigorizante que los productos elaborados con azúcar. Existen, sin embargo algunas frutas –como los plátanos y la uva– que contienen azúcares de emisión rápida, y será mejor un consumo mínimo de ellas si nuestra energía presenta descompensación o en el caso de que deseemos perder peso. Asimismo, el zumo de frutas nos presenta tan sólo la parte dulce de ésta y no su fibra, de forma que, una vez en el interior del cuerpo, se convierte en energía con más rapidez. Por tanto, es mejor tomar la fruta que beberla, aunque si lo optamos por el zumo, lo diluiremos con un 50% de agua para frenar su absorción. En general, los hidratos de carbono de emisión lenta –fruta, verduras, legumbres y cereales integrales– deberían constituir entre la mitad y dos terceras partes de nuestros alimentos, o entre un 50 y un 65% de las calorías que tomamos. Podemos conseguirlo siguiendo las directrices que se exponen a continuación.

Hidratos de carbono: pautas para una nutrición óptima

- Tomaremos alimentos integrales –cereales, legumbres, frutos secos, semillas, fruta fresca y verdura– y evitaremos los refinados, blancos y demasiados elaborados.
- Tomaremos entre cuatro y cinco raciones de verduras y hortalizas al día, entre las que no pueden faltar las de hoja verde oscuro, las de hoja o raíz, como berros, zanahorias, boniato, brécol, coles de Bruselas, espinacas, judías verdes o pimientos, ya sean crudos o ligeramente cocinados.
- Tomaremos tres o más raciones diarias de fruta, a ser posible, manzanas, peras, naranjas, ciruelas y/o frutas del bosque.
- Tomaremos cuatro raciones diarias o más de cereales integrales, como arroz, centeno, copos o tortitas de avena, maíz y quinua, pan, pastas o legumbres.
- Evitaremos el azúcar en cualquiera de sus formas, azúcar añadido y alimentos blancos o refinados.
- Añadiremos agua a los zumos de fruta y tomaremos la fruta seca muy de vez en cuando y en pequeñas cantidades.

Las grasas de nuestras entretelas

Que vayan con cuidado los que tienen fobia a las grasas. Eliminar las grasas de la dieta de hecho es malo para la salud. Los tipos de grasas esenciales reducen el riesgo de desarrollar cáncer, enfermedades coronarias, alergias, Alzheimer, artritis, eczema, depresión, fatiga, síndrome premenstrual; la lista de síntomas y enfermedades relacionadas con su deficiencia va en aumento cada año.

El cerebro humano está formado por un 60% de grasa, y una tercera parte de ésta tienen que proporcionárnosla las grasas esenciales si queremos aprovechar todo nuestro potencial en cuanto a salud y bienestar. Ahora bien, a menos que optemos por los alimentos grasos adecuados, como semillas, frutos secos y pescado graso, es probable

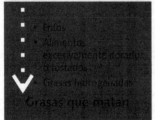

Grasas curativas

- Semillas de lino
- Semillas de cáñamo
- Nueces
- Pipas de calabaza
- Pipas de girasol
- Soja
- Semillas de sésamo
- Almendras
- Anchoas
- Sardinas
- Salmón salvaje
- Caballa
- Huevos de corral omega-3

- Aceite vegetal prensado en frío (por ejemplo, de oliva)

- Aceite/mantequilla de coco
- Mantequilla
- Huevos

- Leche
- Queso
- Frutos secos y semillas fritos
- Aceites refinados

- Fritos
- Alimentos excesivamente dorados o tostados
- Grasas hidrogenadas

Grasas que matan

que no consumamos suficiente materia grasa. En el mundo occidental, en general se consume un exceso de grasas saturadas –que se encuentran en la carne, los lácteos y los alimentos que han sufrido un proceso industrial–, lo que fomenta el aumento de peso.

Las grasas, esenciales para la salud

Los frutos secos, las semillas, y el aceite de pescado son tan beneficiosos porque, junto con otros nutrientes vitales, contienen unas grasas poliinsaturadas beneficiosas para el cuerpo denominadas omega-3 y omega-6. Los síntomas corrientes que indican una carencia en estas grasas esenciales son la sequedad de piel, la caspa, la memoria deficiente, el síndrome premenstrual y la depresión.

Encontraremos las grasas omega-3 y 6 en las semillas de lino, de cáñamo y de calabaza. Cuando las ingerimos, el cuerpo convierte las grasas que contienen en sus formas más activas: las omega-3 se denominan EPA, DPA, y DHA; la omega-6 es el GLA. Podemos encontrar también estas formas activas en determinados alimentos. Los pescados grasos, como la anchoa, el salmón, la sardina y la caballa, contienen las grasas activas omega-3 EPA, DPA y DHA. Es mejor confiar en ellas que hacerlo únicamente en las semillas de lino o de calabaza. Y esto porque tan sólo un cinco por ciento del contenido de las semillas de lino se convierten en EPA, y una cantidad aun menor, en DHA, de lo que está constituido en realidad nuestro cerebro. Así pues, lo óptimo se-

Omega-3		Omega-6	
• Lino (linaza)	EPA, DPA y DHA	• Maíz	• GLA
• Cáñamo	• Salmón	• Cártamo	• Aceite de onagra
• Calabaza	• Caballa	• Sésamo	• Aceite de borraja
• Nuez	• Arenque		(Calytrix breviseta)
	• Sardinas		• Aceites de semillas de
	• Anchoas		grosella
	• Algas marinas		
	• Huevos		

ría consumir pescado graso, semillas de lino y de calabaza y tomar suplementos de aceites de pescado ricos en omega-3. Otros aceites, como el de onagra y de borraja contienen la grasa omega-6 activa GLA. (Ver recuadro.)

En general, necesitamos a diario alimentos que contengan las grasas esenciales originales y sus formas más activas. Conseguiremos un buen equilibrio tomando frutos secos y semillas y además aceite de pescado. Si seguimos notando síntomas de deficiencia, como sequedad en la piel o problemas hormonales, añadiremos a la dieta, por medio de los suplementos, otros aceites vegetales, como el de borraja.

Las mejores grasas para la cocina

Los aceites poliinsaturados, como los de semillas, o incluso el de girasol, no son la mejor opción para cocinar, pues al calentarse se deterioran con facilidad y crean unas moléculas perjudiciales denominadas oxidantes. El mejor aceite para la cocina es el de oliva, la variedad monoinsaturada más estable.

El aceite de coco constituye una opción todavía mejor pues, a pesar de ser una grasa saturada, su estructura química es algo distinta a la de otras grasas de cocina saturadas, como la mantequilla o la manteca (grasa animal) y, por tanto, el cuerpo puede hacer un mejor uso de él: para obtener energía y no para convertirlo en grasa corporal.

Hay que evitar las grasas perjudiciales

Como hemos dicho antes, la excesiva ingestión de carne o lácteos proporciona al cuerpo una gran cantidad de grasas saturadas, por ello habría que limitar el consumo de carne roja y queso curado a tres raciones a la semana como máximo (ver página 27) para completar las fuentes de proteínas saludables.

También se desaconsejan los aceites vegetales sometidos a un proceso industrial o los refinados, pues la manipulación puede cambiar la naturaleza del producto. Cuando se fabrica margarina, por ejemplo, los aceites vegetales sufren un proceso llamado hidrogenación, mediante el cual se endurecen y pueden servir para untar. Las grasas hidrogenadas confunden al cuerpo y limitan la absorción de otras grasas poliinsaturadas saludables, razón por la que es mejor evitarlas. Las encontramos en algunas margarinas y en muchos alimentos sometidos a procesos industriales, de modo que es conveniente leer con atención las etiquetas.

Al freír se deterioran asimismo unos aceites que de otra forma serían saludables. Por ello, los alimentos fritos, muy dorados, tostados o excesivamente hechos son perjudiciales para nuestro cuerpo y deberíamos consumirlos en cantidades mínimas. En lugar de freír, hay que pasar un momento los alimentos por la sartén con poco aceite (ver página 132 donde se explican las formas de cocinar sanas).

La grasa total –sobre todo la variedad esencial procedente del aceite de pescado, los frutos secos y las semillas– debería constituir entre una quinta y una cuarta parte, un 20-25%, de la ingestión de calorías. Teniendo en cuenta que en un gramo de grasa encontramos el doble de calorías que en un gramo de proteínas o de hidratos de carbono, se trataría aproximadamente de una octava parte del volumen total de lo que ingerimos. Podemos conseguirlo siguiendo las pautas que exponemos a continuación.

Las virtudes del aceite de oliva

A pesar de que el aceite de oliva no contiene cantidades apreciables de omega-3 esencial y lleva tan sólo algo de grasa omega-6, en general se comercializa el de presión en frío y sin refinar. Este proceso lo convierte en una opción mejor que la de los aceites vegetales refinados, como el de girasol que encontramos en el supermercado. Por otro lado, existe una fuerte relación entre un elevado consumo de grasas saturadas –básicamente procedentes de la carne y los lácteos– y las enfermedades cardiovasculares, y en cambio con el aceite de oliva ocurre lo contrario. La población de los países mediterráneos, que incluyen en su alimentación importantes cantidades de aceite de oliva, tiene un riesgo menor de desarrollar enfermedades cardiovasculares.

Grasas: pautas para la nutrición óptima

- Tomaremos semillas y frutos secos, entre aquellas, las mejores son las de lino, cáñamo, calabaza, girasol y sésamo. Es preferible molerlas primero y espolvorear con ellas platos de cereales, sopa o ensalada.
- Tomaremos pescado graso: una ración de anchoas, sardinas, caballa o salmón dos o tres veces por semana proporciona una buena fuente de grasas omega-3.
- Utilizaremos aceites de semillas: escogeremos una mezcla prensada en frío para aliñar la ensalada y otros platos, como las verduras, para sustituir la mantequilla.
- Reduciremos al mínimo los fritos, alimentos preparados industrialmente y grasas saturadas procedentes de la carne y los lácteos.

Fruta y verdura: unas virtudes de cinco estrellas

Cada vez que tomamos verduras, hortalizas o fruta es como si nos sirviéramos un gran cóctel de nutrientes con propiedades antienvejecimiento que mejoran nuestra salud. Los alimentos naturales, además de hidratos de carbono complejos, fibra, vitaminas y minerales, contienen unas sustancias llamadas fitoquímicas (*phyto* en griego significa planta). Colaboran en la mejora de nuestra salud y previenen las enfermedades, por ello algunos gobiernos promocionan su consumo. Nosotros recomendamos siete raciones al día: fruta para el desayuno, en dos tentempiés y dos raciones de verduras u hortalizas, equivalentes a la mitad del plato, en cada comida principal, por ejemplo.

Hasta ahora, se han identificado más de cien elementos fitoquímicos distintos y se van descubriendo más día a día. Algunos son ya conocidos –como el licopeno de los tomates, que ayuda a prevenir el cáncer–, pero existen muchos otros, que actúan también como protectores del cuerpo frente al deterioro de la vida cotidiana, contribuyen en la mejora de la salud de nuestro sistema inmunológico y en la estabilización de las hormonas. He aquí unos ejemplos:

- **Compuestos de *allium*:** los encontramos en el ajo, la cebolla, el puerro, el cebollino y el chalote y se ha demostrado que protegen contra el cáncer y las enfermedades cardiacas, y al tiempo ayudan a reducir el colesterol y la homocisteína (más información en la página 153), además de hacer más fluida la sangre.
- **Antocianidinas y proantocianidinas:** las encontramos en cantidades importantes en bayas, cerezas y uva y son famosas por sus efectos curativos en caso de gota y determinados tipos de artritis.
- **Bioflavonoides:** sustancias que, además de sus virtudes antioxidantes, intensifican los beneficios de la vitamina C, combaten en determinados casos las bacterias y fortalecen los vasos sanguíneos (ayudan a evitar, por ejemplo, las varices o el sangrado de encías). Los encontramos sobretodo en cítricos, bayas, brécol, cerezas, uva, papaya, melón cantaloup, ciruelas y tomate. La uva negra también es rica en resveratrol, uno de los principales antioxidantes, concentrado en el vino tinto.

- **Carotenoides:** Las zanahorias son ricas en carotenoides (de ahí su nombre, *carrot*, en inglés, o *carotte*, en francés), pero encontramos también carotenoides en otras frutas, verduras y hortalizas, como el boniato, los berros y los guisantes. Ayudan a frenar el proceso del envejecimiento.

- **Clorofila:** sustancia responsable del color verde de las plantas. Los alimentos ricos en clorofila, como los brotes de trigo, las algas y las verduras del citado color ayudan a «fortalecer» la sangre y se ha demostrado su efecto protector frente al cáncer, las radiaciones, los microbios y en la curación de heridas

- **Curcumina:** encontramos esta sustancia, una especia amarilla que compone el curry, en cantidades importantes en la cúrcuma y es un antioxidante y un analgésico muy importante.

- **Ácido elágico:** está presente en las fresas, la uva y las frambuesas y neutraliza las toxinas que provocan cáncer antes de que deterioren las células.

- **Glucosinolatos:** Uno de los nutrientes que encontramos en los alimentos más importantes en la lucha contra el cáncer y beneficiosos para el hígado. Los experimentos apuntan a que la ingestión de productos como el brécol tierno y las coles de Bruselas reducen el riego de cáncer de pulmón, de estómago, colorrectal y probablemente de mama.

- **Luteína:** Potente antioxidante que se encuentra en gran cantidad de frutas y verduras, especialmente beneficioso para el mantenimiento de la vista. La contienen las hortalizas de hoja verde, como el repollo, las espinacas, el brécol, la coliflor y la col rizada.

- **Quercetina:** Importante agente antiinflamatorio que se encuentra en cantidades considerables en la cebolla roja y las frutas del bosque, en especial arándanos y fresas, así como en las manzanas, y puede aliviar los síntomas de la fiebre del heno, el eczema, el asma y también mejorar la salud de los vasos sanguíneos y del tejido conjuntivo. La cebolla y el ajo ayudan también a aumentar los niveles de glutatión, poderoso antioxidante contra el envejecimiento.

La perfecta pirámide de la alimentación diaria

Grasas
1 cucharadita de semillas o 1 cucharada de aceite de semillas prensadas en frío

Proteínas
3 raciones de judías, lentejas, quinua, tofu (soja) o verduras con semillas. Sustituir de vez en cuando una de ellas por una pequeña porción de pescado, queso, huevos de corral o carne magra

Hidratos de carbono complejos
4 raciones de cereales integrales, como arroz, mijo, centeno, maíz, quinua, pan o pasta integrales

Frutas y verduras
6 raciones de cítricos, manzanas, peras, frutas del bosque y melón. Verduras y hortalizas de hoja verde

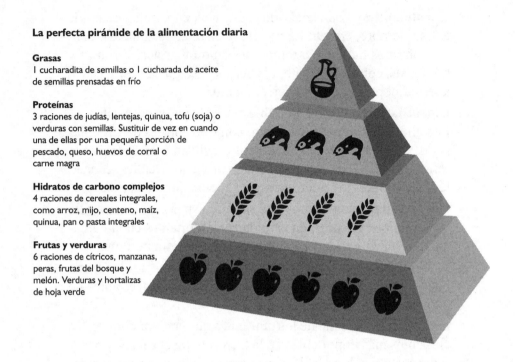

Hemos presentado únicamente una parte de los elementos fotoquímicos de las frutas y las verduras. Como habrá observado el lector, los diferentes componentes en general se relacionan con distintos colores: los carotenoides contra el envejecimiento básicamente en alimentos de color naranja y amarillo, la clorofila, que refuerza la sangre, en verduras y hortalizas de hoja verde, la quercetina antiinflamatoria en las frutas del bosque azules y rojas y los glucosinolatos en verduras verdes y crujientes. Las especias de color amarillo vivo, como la cúrcuma y la mostaza, son también excelentes antiinflamatorios naturales y reducen el dolor y la hinchazón.

Para conseguir el justo equilibrio de nutrientes y elementos fotoquímicos en nuestra alimentación buscaremos una selección arco iris de cómo mínimo seis frutas y verduras distintas cada día.

El agua: el nutriente más vital

Resulta sorprendente constatar que el cuerpo humano está formado por dos terceras partes de agua. Si bien somos capaces de sobrevivir durante semanas sin alimentos, la mayoría de nosotros, sin agua, moriría en cuatro días.

Todos los días perdemos el equivalente a 1,5 litros de agua a través de la piel, los pulmones, los intestinos y por medio de los riñones con la orina. Está es la forma en que el cuerpo se deshace de las sustancias tóxicas; por consiguiente, es importante recuperar estas pérdidas, con una ingestión diaria de entre 1,5 y 2 litros (el equivalente a 6-8 vasos).

El agua, aparte de transportar las toxinas para su expulsión, actúa a modo de sistema de reparto, de lubrificante y regulador de la temperatura, por ello un cuerpo que no consiga agua suficiente no funcionará óptimamente. Incluso una deshidratación leve puede causar estreñimiento, dolor de cabeza, aletargamiento y confusión mental, además de aumentar el riesgo de infección en el tracto urinario. Cuando se ha perdido tan sólo un uno por ciento de los fluidos corporales, la temperatura sube y a la persona le resulta difícil concentrarse. Los nutricionistas del campo del deporte, por otro lado, han descubierto que un tres por ciento de pérdida de agua desencadena un ocho por ciento de pérdida de fuerza muscular.

Así pues, es esencial para mantener la salud tomar liquido durante todo el día, en forma de agua pura, filtrada o mineral natural (ver página 48) o infusiones. Pero cuentan también los zumos y jugos. Incluso las bebidas con cafeína, como el té, el café y las colas –si bien no se recomiendan– pueden contribuir en nuestro consumo diario. Por cada vaso que nos tomemos, nuestro cuerpo utilizará dos terceras partes en beneficio propio.

Aunque sea importante tomar una cantidad importante de agua, cuidado con los excesos. Más de dos litros al día, pueden tener consecuencias negativas para los riñones y , a menos que se lleve a cabo un ejercicio duro, provocar una hidratación excesiva.

Siete formas sencillas para beber más agua

El agua no es algo que guste mucho de entrada, por lo que a veces resulta difícil pasar de tomar muy poca a beber dos litros en unos días. Al igual como ocurre con cualquier hábito saludable, lo lógico sería empezar primero por pequeñas dosis e ir aumentando hasta conseguir el objetivo que nos marquemos.

- Dejaremos un vaso de agua en la mesilla de noche y nos lo tomaremos al despertarnos.
- Llevaremos encima una botella de medio litro para ir tomando agua durante el día (cunado nos hayamos acostumbrado a esta cantidad, podemos llenar de nuevo la botella a medio día y aumentar así el total de consumo a un litro).
- Podemos diluir en agua –50/50– los zumos de frutas.

- Demos al agua un toque de gracia con unas gotas de limón o lima recién exprimidos, jengibre o menta, o tomémosla en forma de infusión herbal o de frutas.
- Las frutas y verduras contienen 90% de agua. Dos piezas de fruta y dos raciones de verdura proporcionan al cuerpo 500 ml de agua (doblemos dicha cantidad y conseguiremos un litro más de agua).
- Cuando sintamos hambre, podemos tomar un vaso de agua: a menudo se confunde la sed con el hambre.
- Tomemos siempre un vaso de agua con el café y dos con cualquier bebida alcohólica.

3. Vitaminas y minerales: de la A al Zinc

El cuerpo necesita vitaminas y minerales en cantidades mucho menores que las de las grasas, las proteínas o los hidratos de carbono, aunque no por ello sean menos importantes. Estos «micronutrientes» controlan millones de funciones vitales de nuestro cuerpo en cada segundo de nuestra vida. Lo hacen mediante la activación de sustancias denominadas «enzimas», que organizan todos los procesos corporales. En cuanto comemos algo, por ejemplo, las enzimas inician su trabajo para descomponer el alimento a fin de que podamos digerirlo, y acto seguido toman el relevo otras enzimas que se ocupan de convertir los nutrientes del alimento en energía, de reparar nuestra piel, controlar el crecimiento del pelo, etc. Para que esto se lleve a cabo hacen falta todas las vitaminas y minerales, de lo contrario, la comida permanecería en el estómago y no sacaríamos ningún partido de ella. Estos nutrientes esenciales intervienen en todas las funciones corporales. Las deficiencias llevan a un funcionamiento menos eficiente.

Vitaminas vitales

Las vitaminas son necesarias para equilibrar las hormonas, producir energía, mejorar el sistema inmunitario, tener una piel sana y unas arterias protegidas; son básicas para el cerebro, el sistema nervioso y todos los procesos corporales. Las vitaminas A, C y E son antioxidantes: frenan el proceso del envejecimiento y protegen el cuerpo contra el cáncer, las enfermedades cardiacas y la contaminación. Las vitaminas B y C son vitales para la conversión de los alimentos en energía mental y física. La vitamina D, que se encuentra en la leche, los huevos, el pescado y la carne, contribuye en el equilibrio del calcio para mantener unos huesos sanos y fomenta la salud del sistema inmunitario, al tiempo que nos protege contra el cáncer y los resfriados. También puede fabricarse en la piel con el sol. La fruta y las verduras frescas contienen importantes cantidades de vitaminas B y C. La vitamina A se presenta bajo dos formas: retinol, la forma animal que presenta la carne, el pescado, los huevos y los lácteos; y betacaroteno, presente en frutas y verduras de color amarillo y naranja. La vitamina E se encuentra en las semillas, frutos secos y sus aceites y evita que las grasas esenciales se pongan rancias.

Milagrosos minerales

Al igual que las vitaminas, los minerales son básicos para casi todas las funciones corporales. El calcio, el magnesio y el fósforo contribuyen en la formación de huesos y dientes. Las señales nerviosas, vitales para el cerebro y los músculos, dependen del calcio, magnesio, sodio y potasio. Un componente del hierro transporta el oxígeno de la sangre a cada una de las células. El cromo ayuda a controlar los niveles de azúcar en la sangre. El zinc es esencial para el restablecimiento, la renovación y el desarrollo de todo el cuerpo. El selenio y el zinc contribuyen en la mejora del sistema inmunitario. La función cerebral depende de los niveles adecuados de magnesio, manganeso, zinc y otros minerales esenciales. Estas no son más que unas cuantas de las miles de funciones que ejercen los minerales en la salud humana.

Todos los días necesitamos importantes cantidades de calcio y magnesio, que se encuentran en hortalizas como el repollo, la col rizada y las verduras de raíz. También están presentes en abundancia en frutos secos y semillas. Encontramos calcio en cantidades importantes en los productos lácteos. Las frutas y verduras nos proporcionan mucho potasio y algo de sodio, el equilibrio ideal. Todos los alimentos «semillas» —entre los que se cuentan las semillas propiamente dichas, frutos secos, lentejas y alubias, así como guisantes, habas, judías verdes y cereales integrales– constituyen una buena fuente de hierro, zinc, manganeso y cromo. El selenio se encuentra en cantidades considerables en frutos secos, mariscos, algas y semillas.

Encontraremos más información sobre cada una de las vitaminas y minerales –sus funciones en el cuerpo y las mejores fuentes de ellos– en *Datos específicos sobre nutrientes* de la página 191.

Trabajo en equipo

Hemos empezado a determinar que las vitaminas y los minerales no trabajan de forma aislada: lo hacen conjuntamente, en equipo (o en sinergia) para colaborar en las funciones corporales. Existen determinados nutrientes que no funcionan por su cuenta. La vitamina B_6, por ejemplo, no tiene ninguna utilidad para el cuerpo hasta que se convierte en su forma activa, una tarea que lleva a cabo una enzima que exige zinc y magnesio. La persona que presenta déficit de zinc o magnesio y toma suplementos de vitamina B_6 para el alivio del síndrome premenstrual no notará diferencia alguna. Una serie de estudios han demostrado que resulta mucho más efectiva para aliviar los síntomas de dicho síndrome la combinación de zinc, magnesio y B_6.

La mayoría de las investigaciones en el campo de la nutrición, no obstante, se han centrado en los efectos para la salud de un único nutriente. Sus resultados no pueden compararse con los efectos de administrar a una persona una nutrición óptima o el perfecto equilibrio de todos los nutrientes esenciales. Existen pocas pruebas, por ejemplo, de que las vitaminas por si solas o los minerales puedan aumentar los índices de coeficiente intelectual en los niños. Pero se ha visto que si se administra a los pequeños una combinación de vitaminas y minerales se consigue normalmente un aumento de entre cuatro y siete puntos en los resultados de su coeficiente intelectual.

Por qué son necesarios los suplementos

Todos los estudios sobre hábitos alimentarios llevados a cabo en Gran Bretaña desde los años ochenta demuestran que ni siquiera las personas que afirman seguir una dieta equilibrada llevan una alimentación parecida que se acerque a lo establecido en lo recomendado de Europa, Estados Unidos o en las RDA (Recommended Daily Allowances, recomendaciones dietéticas diarias) de la Organización Mundial de la Salud. Y lo más importante es que las recomendaciones sobre vitaminas y minerales las establecen los gobiernos para evitar enfermedades debidas a las deficiencias, como el escorbuto o el raquitismo, y no para garantizar una salud óptima. Y existe una diferencia abismal entre no padecer una enfermedad y disfrutar del bienestar.

Nos preguntaremos por qué una alimentación correcta no contiene todas las vitaminas y minerales que necesitamos para gozar de buena salud. Los estudios demuestran que están disminuyendo los niveles de nutrientes en los alimentos: Hoy en día, en los productos frescos encontramos menos vitaminas y sobre todo minerales que, por ejemplo, en los ochenta. En parte se debe a la agricultura intensiva, a las tierras que han agotado los nutrientes y también al almacenamiento de productos «frescos» durante más tiempo (las naranjas, por ejemplo, pueden pasar cinco meses entre su recogida y su aparición en los estantes de los supermercados). La refinación de los productos (es decir, el paso del color oscuro al blanco) les quita también una importante cantidad de nutrientes. En el caso del trigo, en el proceso de refinación, por el que el cereal se convierte en harina blanca, se eliminan 25 nutrientes, y se sustituyen tan sólo cinco (hierro, B_1, B_2, B_3 y ácido fólico). Se pierde en este proceso también alrededor de un 87% de los minerales esenciales (zinc, cromo y manganeso). Hoy en día no comemos lo que comían nuestros antepasados.

A consecuencia de ello nos encontramos con una ingestión de nutrientes que no es óptima y con un estado de salud que tampoco lo es. La mayoría se conforma con sentirse «normal», es decir aceptar los típicos resfriados, el dolor de cabeza, las úlceras bucales o la poca energía, la mala digestión, las depresiones, etc.

Sin embargo, existen cientos de estudios científicos publicados en revistas médicas de prestigio que demuestran que si se aumenta la ingestión de vitaminas y minerales por encima de los niveles que marcan las RDA puede incrementarse la inmunidad, mejorar el coeficiente intelectual, reducir las malformaciones del feto, impulsar el desarrollo infantil, reducir la incidencia de los resfriados, aliviar el síndrome premenstrual, reforzar la densidad de los huesos, equilibrar los estados de ánimo, reducir la agresividad, aumentar la energía, limitar el riesgo de desarrollar diabetes, cáncer y enfermedades cardiacas y fomentar una vida larga y saludable. Quien desee comprobarlo puede consultar: *www.patrickholdford.com* y clicar en suplementos. En 1982 y en el Institute for Optimum Nutrition, llevamos a cabo nuestro propio estudio, en el que 76 voluntarios se sometieron a un programa de suplementos de seis meses de duración. Cuando acabó éste, un 79% informó sobre una importante mejora en sus niveles de energía, un 60% citó una mejora en la memoria y en la función mental, un 66% dijo sentirse más equilibrado emocionalmente, un 57% tuvo menos resfriados e infecciones y un 55% tenía mejor la piel.

Las pruebas demuestran que podemos mejorar nuestra salud en muchos campos aumentando la ingesta de vitaminas y minerales. Por ello recomiendo que se haga una dieta lo más rica en nutrientes posible. Pero, como sabemos que ni la mejor alimentación puede proporcionarnos el nivel óptimo de nutrientes, recomendamos tomar suplementos (ver capítulo 5).

Antioxidantes: desarmar a los malos

Los antioxidantes son nutrientes que ayudan a protegernos contra el deterioro. Si bien es cierto que tomar un exceso de alcohol, fumar o seguir una dieta no saludable dañan nuestro cuerpo, también lo es que las actividades básicas diarias, como respirar, digerir los alimentos y combatir las infecciones pueden perjudicar al organismo. Y ello es así porque el oxígeno –implicado en cada uno de los procesos corporales de cada una de las células, todos los s segundos de todos los

Nutrientes	RDA	100% RDA		ODA	
Vitamina A (mcg)	800	900	1.500	déficit 1.000	2.500
Vitamina D (mcg)	5	3,5	†15	déficit 15	30
Vitamina E (mg)	10	14	50	déficit 200	250
Vitamina C (mg)	60	100	200	déficit 1.800	2.000
Vitamina B₁ (mg)	1,4	2	5	déficit 30	35
Vitamina B₂ (mg)	1,6	2,18	5	déficit 30	35
Vitamina B₃ (mg)	18	39,6	50	déficit 50	100
Vitamina B₅ (mg)	6	2,175	20	déficit 80	100
Vitamina B₆ (mg)	2	3,1	5	déficit 20	25
Ácido fólico (mcg)	200	325,5	400	déficit 200	600
Vitamina B₁₂ (mcg)	1	5,95	10	déficit 15	25
Biotina (mcg)	150	36,5	100	déficit 50	150
GLA* (Ω6) (mg)	–	20	50	déficit 50	100
EPA/DPA/DHA* (Ω3) (mg)	–	60	400	déficit 600	1.000
Calcio (mg)	800	(800: Dieta correcta)	912,5	déficit 200	1.000
Hierro (mg)	14	12,8	15	déficit 5	20
Magnesio (mg)	300	272	350	déficit 150	500
Zinc (mg)	15	9,3	10	déficit 10	20
Yodo (mcg)	150	193,5	240	déficit 60	300
Selenio* (mcg)	–	40	50	déficit 50	100
Cromo* (mcg)	–	50	70	déficit 30	100
Manganeso* (mcg)	–	3	6	déficit 4	10

Clave

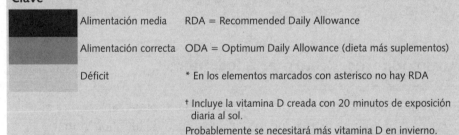

Alimentación media — RDA = Recommended Daily Allowance

Alimentación correcta — ODA = Optimum Daily Allowance (dieta más suplementos)

Déficit — * En los elementos marcados con asterisco no hay RDA

† Incluye la vitamina D creada con 20 minutos de exposición diaria al sol.

Probablemente se necesitará más vitamina D en invierno.

Comparación entre dietas. Este gráfico muestra los niveles de vitaminas, minerales y grasas esenciales que proporcionan la alimentación media y la correcta. Vemos en él también lo que nos aportan en términos de RDA y como ambas presentan déficit de ODA, imprescindible para gozar de una salud óptima. Es importante compensar los déficits con suplementos.

días– es químicamente reactivo. Este elemento se convierte en inestable con facilidad y entonces es capaz de «oxidar» las moléculas de los alrededores, las que a su vez pueden perjudicar las células y acelerar el proceso del envejecimiento, desencadenar inflamaciones e incluso enfermedades como el cáncer.

Encontramos moléculas de oxígeno inestable –denominadas «oxidantes» o «radicales libres»– también en los contaminantes (como los procesos industriales, el humo del tabaco o los gases del tubo de escape de los vehículos) y en los alimentos fritos, excesivamente hechos y/o preparados a la parrilla.

Sin embargo, es interesante saber que el cuerpo posee un sistema de reparación, aunque necesita unos nutrientes específicos para poner en marcha las enzimas antioxidantes que han de desarmar a los oxidantes. En este campo, los actores principales son las vitaminas A, C, E y el betacaroteno, el precursor de la vitamina A que encontramos en frutas y verduras, además de los minerales zinc y selenio. De todas formas, nuestro cuerpo también necesita los nutrientes antioxidantes denominados coenzima Q10, el ácido alfalipoico, el glutatión y el resveratol, el ingrediente secreto del vino tinto, para conseguir la máxima protección antioxidante.

El equilibrio entre la ingestión de antioxidantes y la exposición a los oxidantes podría definirse como el equilibrio entre la vida y la muerte. Podemos inclinar la balanza a nuestro favor llevado a cabo pequeñas modificaciones en nuestra alimentación y tomando suplementos antioxidantes (para más información ver página 106).

Resumen

Las vitaminas y los minerales son básicos para cada una de las funciones corporales y también para protegernos contra el envejecimiento y la enfermedad. Las investigaciones demuestran que incluso quienes siguen una dieta correcta presentan déficits de nutrientes básicos para una buena salud, y no digamos para una salud óptima. Por otra parte, los alimentos que compramos hoy en día poseen unos niveles de nutrientes inferiores a los de décadas anteriores, en parte debido a la agricultura intensiva y a la tendencia a consumir productos refinados. Es esencial, por consiguiente, seguir una dieta rica en nutrientes y al tiempo tomar suplementos multinutrientes para compensar los déficits. Puede consultarse el capítulo 5, donde se exponen los consejos para aumentar la ingestión de vitaminas y minerales y para tomar suplementos de más nutrientes esenciales.

4. Antinutrientes: ¿Qué es lo que hay que evitar?

La idea de nutrición óptima no se refiere tan sólo a lo que tomamos: tan importante como lo que ingerimos es lo que evitamos. Desde los años cincuenta han llegado a nuestros alimentos más de 3.500 compuestos químicos elaborados por el hombre, así como pesticidas, antibióticos y residuos de hormonas. Estos elementos, además de tóxicos, son «antinutrientes», en el sentido de que impiden que nuestro cuerpo pueda absorber y utilizar los nutrientes beneficiosos.

Muchas de las enfermedades actuales están provocadas tanto por un exceso de antinutrientes como por un déficit de nutrientes beneficiosos. Centrémonos, por ejemplo, en el cáncer. Un 75% de los cánceres se relacionan con una excesiva exposición a los antinutrientes, ya sea en forma de pesticidas, otros elementos químicos que alteran las funciones hormonales, tabaco o contaminación.

Todos los años y tan sólo en el Reino Unido contamos con la friolera de 250.000 toneladas de elementos químicos en los alimentos, 6 millardos de bebidas alcohólicas, 75 millardos de cigarrillos, 80 millones de recetas de analgésicos y 50 millones de recetas de antibióticos. Aparte de esto, la industria emite a la atmósfera 50.000 elementos químicos distintos y se esparcen sobre alimentos y pastos 400 millones de pesticidas y herbicidas.

Se trata de unos antinutrientes que hacen que aumente nuestra necesidad de nutrientes benéficos. Quien toma alcohol o fuma necesita más vitamina C para mantener los niveles de una persona que no tiene estos hábitos. Y quienes viven en la ciudad están más expuestos a la contaminación.

El primer paso para reducir el volumen de antinutrientes será el de identificar los principales culpables. A partir de aquí, podemos intentar reducir la exposición a ellos, y cuando esto no sea posible, aumentar los niveles de nutrientes beneficiosos que nos ofrezcan una cierta protección.

El problema de los pesticidas

Las etiquetas que llevan los alimentos no nos lo dicen todo. A menos que solo tomemos alimentos ecológicos, uno de cada tres productos que compramos contiene rastros de pesticidas. En efecto, el total de frutas y verduras que consume el ciudadano medio en un año equivale a más de 4,5 litros de pesticidas rociados sobre ellas.

Se sabe que muchos pesticidas provocan cáncer, tienen relación con malformaciones del feto y con una disminución de la fertilidad, además de que son tóxicos para el cerebro y el sistema nervioso. La exposición a los pesticidas se asocia asimismo a depresión, pérdida de memoria, brotes de agresividad y enfermedad de Parkinson.

Nos preguntaremos por qué los gobiernos permiten los pesticidas en los alimentos si son tan perjudiciales. Se da como argumento que a unos niveles muy bajos resultan inocuos para los seres humanos, pero las pruebas llevadas a cabo para establecer sus niveles de seguridad sólo se han realizado en algunos productos específicos. Nadie ha hecho pruebas en las infinitas combinaciones de pesticidas a las que estamos expuestos normalmente. Se han encontrado, por ejemplo, más de siete compuestos distintos en algunas lechugas. Contienen también múltiples residuos otros alimentos, como manzanas, peras, zanahorias, apio y fresas, y evidentemente en cada comida tomamos hay una serie de alimentos distintos. Todo ello conforma un cóctel de residuos de pesticidas cuya toxicidad conjunta resulta totalmente desconocida.

Podemos reducir la exposición a estos elementos perjudiciales optando por los alimentos ecológicos, que se producen prácticamente sin pesticidas. Por orden de importancia, basándonos en concentración y toxicidad de residuos que encontramos normalmente, optaremos por estos productos ecológicos:

1. Carne y productos lácteos.
2. Cereales y verduras de raíz.
3. Verduras, hortalizas y fruta de las que nos comemos la piel (por ejemplo, tomates y fresas).
4. Verduras, hortalizas y fruta que pelamos o a las que quitamos la piel o las hojas externas (por ejemplo, naranjas y coles).

Si los productos ecológicos resultan demasiado caros, podemos lavar la fruta y la verdura en agua con un poco de vinagre corriente (por ejemplo, una cucharada por algo más de tres litros), con lo que se reducen los residuos de pesticidas. Lamentablemente, el agua sola casi no sirve para nada, pues muchos pesticidas están pensados para resistir al agua de la lluvia.

La autodefensa química

Además de los productos químicos que se aplican en la producción de los alimentos, existen también otros que se añaden a éstos para darles un mejor aspecto y sabor y para alargar su vida. A pesar de que las leyes establecen que sólo pueden aplicarse en los alimentos productos químicos que oficialmente se consideren «seguros», se han encontrado muchos que producen reacciones adversas. Por ejemplo, la tartrazina (o E102), colorante de color naranja, puede provocar hiperactividad y asma en personas sensibles, mientras que el glutamato monosódico (MSG o E621), potenciador de aroma, se ha relacionado con una sobreexcitación del cerebro. Sabemos también que algunos de estos elementos químicos anulan los nutrientes beneficiosos del cuerpo, por ejemplo, el zinc, un mineral imprescindible. Por tanto, nuestro consejo es que se eviten los alimentos que contengan números E o compuestos que suenen raros, siempre que no se tenga claro de que se trata (ver recuadro en la página siguiente).

¿Es seguro beber el agua de nuestro grifo?

El agua no es simplemente H_2O. Abrimos el grifo y nos podemos encontrar agua que contenga rastros de nitratos, trihalometanos, plomo y aluminio, antinutrientes por excelencia. En algunos lugares, los niveles de estos contaminantes no exceden los límites máximos exigidos, si bien en otros se han encontrado unos niveles excesivos de trihalometanos, un agente que provoca cáncer y es un subproducto del tratamiento del agua con cloro o bromo. La preocupación en cuanto a los contaminantes en el agua ha llevado a muchos a consumir agua embotellada o filtrada.

En general, sin embargo, es más importante beber agua que evitar la del grifo por sus reducidos niveles de antinutrientes. Ahora bien, los puristas que deseen un agua superlimpia lo mejor será que coloquen un filtro en el grifo o utilicen una jarra filtradora. De todas formas, hay que tener en cuenta que al filtrar o destilar el agua, no sólo se le quitan las impurezas, sino también los minerales que contiene. Con ello volvemos a la necesidad de los minerales en los alimentos.

Lo que sale de la sartén

Lo que hagamos con los alimentos en la cocina puede alterar el equilibrio entre nutrientes y antinutrientes. Al freír alimentos con aceite se generan radicales libres, unos elementos químicos muy reactivos que destruyen las grasas esenciales y los nutrientes de la comida, capaces de dañar nuestras células corporales e incrementar el riesgo de desarrollar cáncer, enfermedades cardiacas y responsables también del envejecimiento prematuro.

Descifremos los códigos de los números E

Cada aditivo alimentario posee un número E, y estos se agrupan en general dependiendo del tipo de elemento químico, si bien todos los días se añade alguno, de modo que no se ajustan necesariamente a las pautas.

Será más rápido un listado de los números E procedentes de fuentes naturales que no tengan posibles efectos secundarios (ver a la derecha) que de los que resultan perjudiciales. Quien desee consultar una lista completa de todos los aditivos alimentarios y de sus posibles efectos adversos puede consultar:
www.ukfoodguide.net/enumeric.htm.

Colorantes (E100-E180)
- E100 curcumina
- E101 riboflavina
- E160 caroteno
- E161b luteína

Antioxidantes (E300-E321)
- E300-E304 ascorbatos (vitamina C)
- E306-E309 tocoferoles (vitamina E)

Emulsionantes, estabilizantes, espesantes y agentes gelificantes (E322-E495)
- E322 lecitina
- E375 ácido nicotínico
- E440 pectina

Edulcorantes (E420-E421 y E953-E976)
- E967 xilitol

La cocción a altísimas temperaturas –incluso sin aceite– puede generar también una serie de elementos químicos que fomentan el cáncer. Así pues, son malos para la salud los alimentos asados en barbacoas, a la parrilla o a la plancha que estén muy hechos. Incluso pueden resultar perjudiciales las galletas crujientes preparadas al horno y algunos cereales de los que se toman para el desayuno, pues contienen un subproducto tóxico denominado acrilamida, que se genera cocinando a altísimas temperaturas.

Resumiendo: hay que tomar más alimentos crudos, al vapor, ligeramente salteados o pasados por el horno y no cocinados a temperatura muy alta (ver la forma de preparar la comida en la página 132).

Hay que reducir al mínimo los medicamentos farmacéuticos

Muchas de las medicinas corrientes son también antinutrientes. La estatina, por ejemplo, reduce el colesterol, pero al mismo tiempo agota un antioxidante vital denominado enzima Q10. La metformina, la medicación que más se receta contra la diabetes, reduce la vitamina B_{12}. En general no nos damos cuenta de lo que pueden llevar a perjudicar los medicamentos. Una investigación publicada por el *British Medical Journal* calculaba que todos los años mueren más 10.000 personas a causa de problemas relacionados con los medicamentos recetados, sin contar los que se toman en dosis excesivas. Un 25% de estas muertes proviene de los analgésicos, que pueden perjudicar los intestinos y el hígado. Aquéllos, una vez deteriorados se hacen más «porosos» y con ello se aumenta la sensibilidad alérgica cuando las proteínas de los alimentos no digeridos atraviesan la pared del intestino. Los antibióticos también pueden dañar los intestinos y dejarlos sin las saludables bacterias que fabrican en ellos importantes cantidades de vitamina B.

Por supuesto que en algún momento hace falta tomar medicamentos, pero nuestro consejo es que se utilicen cuando de verdad hagan falta y no de forma rutinaria. Quien padezca algún problema de salud es importante que aborde de entrada su causa antes de encubrir sus síntomas con medicamentos. En la segunda parte del libro se exponen con más detalles las causas subyacentes más comunes de las dolencias.

Los alimentos de ingeniería genética

Aún no se tiene información suficiente sobre las consecuencias a largo plazo sobre nuestra salud de los alimentos modificados genéticamente que se encuentran en nuestro ecosistema (MG). Se trata de unos alimentos procedentes de semillas que se han modificado en un laboratorio para introducirles un código genético distinto al que poseerían de forma natural (por ejemplo para convertir el maíz en resistente a determinadas plagas o para obtener tomates de un tamaño y un color uniformes).

Se han demostrado erróneas las previsiones iniciales según las que los cultivos MG iban a reducir la aplicación de pesticidas. Un estudio de 2008 publicado por *Amigos de la Tierra* puso de relieve que la utilización de pesticidas en cultivos MG ha aumentado de forma espectacular: se ha multiplicado por más de 15 en determinados cultivos. Tampoco se ha producido el tan cacareado aumento de la producción. Además, existe la inquietud de que los alimentos MG constituyen un peligro importante para la salud y poseen unos posibles efectos secundarios, que van desde la resistencia a los antibióticos hasta la creación de nuevas toxinas, pasando por unas reacciones alérgicas totalmente imprevistas.

Lo cierto es que estos problemas sanitarios siguen en el campo de la especulación, pues nadie puede prever cuál será el resultado de la introducción de los productos MG en la cadena alimentaria. No se ha llevado a cabo pruebas de seguridad adecuadas, ni se ha hecho seguimiento alguno de las consecuencias de los alimentos MG en la alimentación de los habitantes de países que venden importantes cantidades de productos MG para el consumo humano. Se tiene muy poca información sobre genes y ADN para pronosticar cuáles pueden ser los posibles efectos imprevistos de la ingeniería genética. De los pocos estudios que se han realizado, uno de ellos, llevado a cabo en la

Universidad de Caen (Francia), demostró que las ratas alimentadas con maíz MG presentaban síntomas de toxicidad en hígado y riñones. Una prueba que hizo en un primer momento la Food Standards Agence del Reino Unido con voluntarios humanos descubrió que el material MG pasaba de la soja a las bacterias intestinales de algunos participantes durante la digestión. El material genético no debería transmitirse entre especies distintas, por ello estos resultados causaron preocupación.

Hasta que no se tenga más información y se haya demostrado su seguridad –o al contrario–, nuestro consejo es el de controlar las etiquetas y evitar cualquier alimento que contenga ingredientes MG (en especial, la soja).

Resumen

Hoy en día estamos expuestos a una gran cantidad de contaminantes y antinutrientes capaces de afectar a nuestra salud y provocarnos enfermedades. Se encuentran en el aire que respiramos, en la comida que ingerimos y el agua que bebemos. Pero podemos adoptar cambios positivos en nuestra alimentación y estilo de vida para reducir esta «carga ambiental»:

- Filtrar el agua que bebemos o tomar agua mineral natural
- Escoger siempre que podamos alimentos ecológicos, sobre todo en frutas y verduras en las que se come la piel.
- Desterrar los fritos y optar en cambio por la comida al vapor, al horno o el salteado a baja temperatura.
- Reducir al mínimo los medicamentos, a menos que no exista otra opción viable para el problema de salud que padezcamos. Quienes sufran dolores o infecciones frecuentes deberán investigar la causa que los produce en lugar de confiar en analgésicos o antibióticos.
- Consultar el capítulo 11, que contiene más información sobre la eliminación de las toxinas corporales.

5. Nuestro plan de salud básico

Ya hemos revisado los componentes clave para una alimentación óptima y podemos juntarlos en unas pautas que nos indicarán cómo y qué comer (resumidas en el recuadro de la página siguiente).

Seguir la norma del 80/20

Cuando se pasa de una dieta a base de alimentos refinados carentes de nutrientes a otra rica en nutrientes, a base de productos integrales, se obtienen una serie de beneficios: uno se siente mucho mejor y además descubre alimentos nuevos y sabrosos. En alguna ocasión, sin embargo, es lógico que nos apetezca permitirnos unos huevos fritos con patatas y un pastel de nata. La norma del 80/20 nos da libertad para hacerlo sin romper el trabajo adelantado. La idea es la de asegurarse que el 80% de la dieta es óptimo para poder desviarse en un 20% no tan saludable sin que el impacto sea tan negativo.

Picar a menudo, no atiborrarse

¿Nos sentimos culpables cuando comemos entre horas? ¡Pues no tenemos por qué! Las investigaciones demuestran que comer a menudo suele ayudar a mantener la energía más tiempo. Por ello defiendo el desayuno (en realidad, la comida más importante del día), la comida

Los principales consejos para la dieta diaria

1. Tomar un puñado de semillas o frutos secos (enteros o molidos) o una cucharada de aceite de semillas prensadas en frío.

2. Tomar dos raciones de alubias, lentejas, quinua, tofu (soja), verduras con «semillas» u otra proteína vegetal, o bien una pequeña porción de carne magra, pescado, queso o huevo de corral, todos los días.

3. Tomar tres raciones o más al día de fruta fresca (preferentemente una mezcla de colores).

4. Tomar cuatro o más raciones al día de cereales integrales, como arroz, centeno, avena, trigo, maíz o quinua en su forma natural o hechos pan o pasta, o bien la misma cantidad de legumbres.

5. Tomar cinco raciones al día de verduras y hortalizas de hoja y raíz, como berros zanahorias, boniatos, brécol, coles de Bruselas, espinacas, judías verdes o pimientos, crudos o ligeramente cocinados.

6. Beber seis vasos al día de agua pura, de zumos diluidos en agua o infusiones.

7. Tomar tres veces a la semana pescado graso o bien un suplemento de aceite de pescado que contenga EPA, DPA y DHA.

8. Escoger alimentos integrales: cereales integrales, lentejas alubias, frutos secos, semillas, fruta y verdura fresca, y a ser posible, todo ecológico.

9. Evitar alimentos refinados, blancos y azucarados y también los que han sufrido un proceso industrial, en especial los que contienen aditivos artificiales.

10. Evitar fritos y alimentos muy pasados y muy tostados, grasas hidrogenadas y un exceso de grasas animales.

propiamente dicha, la cena y dos refrigerios a lo largo del día: el almuerzo y la merienda. Así se colabora en el equilibrio del «azúcar de la sangre», lo que significa mantener un suministro constante de energía a lo largo del día. Como veremos en el capítulo 7, ésta es la mejor forma de comer si se quiere contar con mucha energía y conseguir un peso adecuado para la salud.

En el capítulo 13 (página 125), se detalla como desglosar todo esto, es decir, qué es lo más adecuado para cada comida o tentempié.

Creemos nuestro propio programa de suplementos

Tal como se establece en el capítulo 3, es básico complementar la dieta con vitaminas y minerales para explotar todo el potencial de la salud. Sabemos que las recomendaciones oficiales en general no son suficientes, por ello, en el Institut for Optimum Nutrition hemos estudiado todas las investigaciones en cuanto a niveles de nutrientes para conseguir una salud óptima y hemos establecido las recomendaciones diarias óptimas (Optimum Daily Allownces, ODA), como se ha visto en la página 42.

Hemos calculado los niveles siguientes para salvar los déficits entre una dieta correcta (la que hemos presentado antes) y unos niveles óptimos para alcanzar una salud óptima (ODA). Ahora bien, dado que todos somos distintos, los niveles ideales de suplementos para cada uno no sólo dependerán de la calidad de la dieta, sino también de factores como la edad, los niveles de estrés, la exposición a la contaminación y la intensidad del ejercicio. Como norma general, presentamos unos niveles a los que hay que tender:

Vitaminas: vitamina A, 1.000 mcg, vitamina C, 1-2 g, vitamina D, 15 mcg, vitamina E, 200 mg, vitamina B_1, 25 mg, vitamina B_2, 25 mg, vitamina B_3 (denominada también niacina), 50 mg, vitamina B_5 (ácido pantoténico), 50 mg, vitamina B_6, 20 mg, vitamina B_{12}, 10 mg, ácido fólico, 200 mcg, biotina, 50 mcg.

Minerales: Calcio, 200 mg, magnesio, 150 mg, hierro, 10 mg, zinc, 10 mg, manganeso, 2,5 mg, cromo, 30 mg, selenio, 50 mcg.

No hay que preocuparse, pues no hace falta tomar 19 suplementos distintos todos los días. Afortunadamente podemos adquirir un par de preparados que los contienen:

- Un multivitamínico con minerales que contenga los niveles de nutrientes citados anteriormente. Pueden adquirirse en tabletas para tomar a diario, una sola o dos, que se tomarán espaciadas (por ejemplo una en el desayuno y otra en la comida o cena).
- Plus de vitamina C: el multivitamínico con minerales no puede englobar toda la vitamina C que necesitamos cada día en una o dos tabletas, de forma que habrá que tomar entre 1.000 y 2.000 mg adicionales todos los días. Lo mejor será repartirlos en dosis de entre 500 y 1.000 mg y tomarlos a ser posible con seis horas de diferencia (ya que la vitamina C no permanece más tiempo en nuestro organismo).

Suplementos de grasas esenciales

Si tomamos pescado graso tres veces a la semana y también frutos secos y semillas (o aceite de semillas prensadas en frío) todos los días es probable que reunamos en la dieta todas las grasas esenciales necesarias. Pero a quienes no les gusten estos alimentos, padezcan alguna enfermedad inflamatoria (como eczema o asma, más información en la página 110) o bien arrastren un déficit de mucho tiempo, les resultará útil tomar suplementos de grasas omega-3 y 6, como se indica a continuación:

- Los aceites de pescado purificados son los mejores para conseguir la dosis de omega-3, y necesitamos un mínimo de 200 mg de cada una de las 3 grasas activas de este compuesto: EPA, DPA y DHA, o bien 600 mg de una combinación de las tres.

- El aceite de borraja o el de onagra son extraordinarias fuentes de omega-3. El primero proporciona más cantidad de la grasa activa omega-6 GLA, y el cuerpo necesita un mínimo de 50 mg de GLA al día.

Así pues, o bien tomamos a diario un suplemento en forma de cápsulas, una de GLA y otra de aceite de pescado ricas en EPA, DPA y DHA, o buscamos un suplemento que combine EPA, DPA, DHA y GLA y nos tomamos dos al día.

Para una información más exhaustiva sobre los suplementos, ver *Guía de suplementos* (página 207), en la que se detallan las marcas de calidad de las que hemos comprobado la eficacia.

Suplementos para problemas de salud específicos

Además del programa básico de suplementos, puede resultar beneficioso tomar alguna adicional para solucionar un problema determinado y conseguir equilibrar de nuevo el cuerpo. Para problemas digestivos, por ejemplo, puede resultar adecuado un suplemento «probiótico» (ver página 85). Para problemas de peso, tal vez sea necesario tomar cromo durante un tiempo (ver página 69). Para establecer si hay alguno más adecuado para nuestro caso, es importante plantearse las preguntas de la segunda parte.

Unos puntos importantes en cuanto a lo suplementos

- Tomaremos los suplementos con la comida, aunque evitando el café o el té, pues ambas bebidas reducen la absorción de ciertas vitaminas y algunos minerales.
- No tomaremos vitaminas o minerales sueltos (excepto la vitamina C), a menos que estemos tomando también un multipreparado: los nutrientes trabajan en conjunción y si se aumentan

los niveles de uno sin hacerlo de otros puede crearse un desequilibrio.

- La ley establece que determinados suplementos deben incluir «advertencias». En nuestra opinión, en la mayoría de casos se trata de una cautela excesiva. Por ejemplo, los suplementos de vitamina 6 que contienen más de 10 mg de ésta es obligatorio que incluyan la siguiente información: «Su ingestión a largo plazo puede producir suave hormigueo y entumecimiento». No conocemos ni un solo caso en que se hayan producido tales efectos, aunque es cierto que pueden darse en dosis superiores a los 1.000 mg. De todas formas, si no superamos los niveles recomendados en este libro, tenemos la seguridad de que no rebasamos los de seguridad.

- Por fin, para sacar el máximo partido de los suplementos, los tomaremos a diario. Su toma irregular no surte los mismos efectos.

Segunda parte

Saludables al 100%

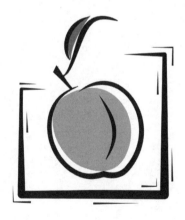

6. Seis pasos hacia el súmmum de la salud

Existen seis procesos clave en nuestro cuerpo que constituyen la base de nuestra salud global. Si conseguimos maximizar cada una de sus funciones llegaremos a activar los seis cilindros de nuestro motor y a experimentar sus beneficios, que se traducirán en un aumento de la energía y el bienestar y en la ausencia de enfermedad.

Por otro lado, si alguna parte no funciona como es debido, lo más probable es que notemos repercusiones en otras. Si nuestros niveles de azúcar en la sangre no son los adecuados, si aumentamos de peso y disminuye nuestra energía, por ejemplo, es muy probable que con el tiempo suframos un desequilibrio hormonal. Nuestro estado de ánimo y nuestra memoria se resentirán y probablemente tendremos tendencia a deprimirnos o nos costará concentrarnos. El primer paso para detener –o invertir– esta espiral descendente será el de identificar las zonas que están perdiendo el equilibrio. Y eso es lo que vamos a hacer en este apartado del libro.

En los próximos seis capítulos exploraremos una por una las seis partes. Incluimos al principio de cada capítulo unas preguntas para que cada cual evalúe su estado en este campo concreto de la salud. Cuando hayamos repasado las seis, sabremos qué partes necesitan una mayor atención. Pueden ser una o dos, ¡o las seis!

Existen también tres niveles de prioridad para cada proceso: rojo para lo urgente, amarillo para lo importante y verde para la necesidad de un ajuste. La respuesta a las preguntas y el trabajo con los resultados nos ayudarán a decidir cual es nuestro indicador en cada una de las áreas. En la cuarta parte, utilizaremos los resultados para priorizar

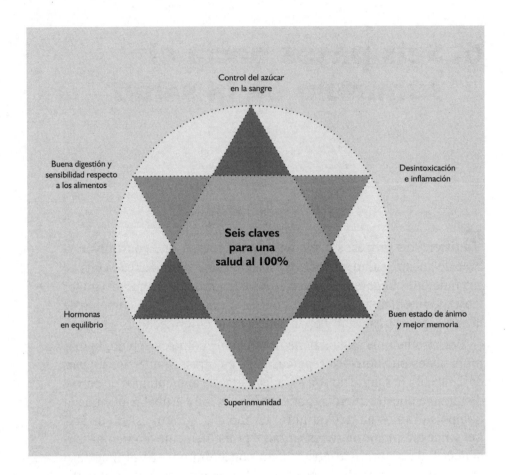

nuestra propia vía personal hacia una mejora de la salud. Quien desee rellenar el cuestionario con la familia o los amigos –o no quiera escribir en el libro– puede dirigirse a: *www.patrickholford.com* (seleccionar «free online health assessment») para llevar a cabo una evaluación de su salud u obtener pistas sobre cada una de las partes.

7. Aumentemos nuestra energía y perdamos peso

Cuestionario sobre el azúcar en la sangre

☐ ¿Pocas veces estamos realmente despejados a los 15 minutos de habernos levantado?

☐ ¿Necesitamos té, café, un cigarrillo o algo dulce para ponernos en marcha por la mañana?

☐ ¿Sentimos ansias de tomar chocolate, alimentos dulces, pan, cereales o pasta?

☐ ¿Añadimos azúcar a las bebidas, tomamos bebidas dulces o aderezamos los platos con salsas dulces, como el ketchup, a nuestros platos?

☐ ¿Notamos bajones de energía durante el día o después de las comidas?

☐ ¿Nos apetece mucho algo dulce o estimulante después de las comidas?

☐ ¿Experimentamos a menudo cambios de humor o dificultad de concentración?

☐ ¿Sentimos mareo o nos mostramos irritables si pasamos seis horas sin comer?

☐ ¿Reaccionamos de forma desmesurada ante la tensión?

☐ ¿Tenemos menos energía que antes?

☐ ¿Nos sentimos demasiado cansados para hacer ejercicio?

☐ ¿Hemos engordado, en especial en la parte de la barriga, y nos cuesta perder estos kilos, aunque no comamos más que antes, ni hagamos menos ejercicio?

Puntuación ☐

0-2 respuestas positivas	3-6 respuestas positivas	Más de 7 respuestas positivas
Un solo sí en este cuestionario demuestra un problema respecto al equilibrio del azúcar en la sangre: lo ideal sería ni un sí. Sin embargo, tal vez lo único que necesitemos es algunos ajustes en la alimentación y el estilo de vida y no unos cambios radicales, por ello leeremos el capítulo y seguiremos las recomendaciones que no tenemos por costumbre aplicar.	Empiezan a aparecer síntomas de un equilibrio deficiente de azúcar en la sangre y a consecuencia de él sufrimos algún trastorno. Si no solucionamos las causas subyacentes, seguiremos luchando por mantener estables los niveles de energía y probablemente empezaremos a engordar, si no lo hemos hecho ya. Concentrémonos en sanear nuestra dieta y pronto empezaremos a sentirnos mejor.	Presentamos un serio desequilibrio del azúcar en la sangre, si bien podemos frenar los síntomas siguiendo los consejos que se dan en este capítulo. La clave estriba en abandonar los alimentos azucarados y los estimulantes, y al desterrarlos de la dieta obtendremos como recompensa unos mayores niveles de energía y un peso más estable.

¿Nuestro combustible nos lleva al cansancio y a engordar?

Tal como explicamos en el capítulo 3, los hidratos de carbono son nuestro principal combustible: al digerirlos se convierten en glucosa (un tipo de azúcar), la que utilizamos para conseguir energía. Pero entre la digestión y la consecución de la energía, el tracto digestivo absorbe las glucosas y la pasa al torrente sanguíneo. Y la clave está en el nivel de la sangre, es decir, el nivel de azúcar en ésta.

Tal vez el factor más importante para mantener unos niveles de energía y un peso estable sea el de mantener el equilibrio del azúcar en la sangre. Dicho nivel es el que en general determina nuestro apetito. Cuando el nivel baja, sentimos hambre y comemos. El contenido en hidratos de carbono de la comida ingerida se digiere, se convierte en glucosa, ésta queda absorbida por la sangre y suben los niveles de azúcar en ella. Luego nuestro cuerpo produce una hormona llamada insulina, que lleva este azúcar a las células para fabricar energía.

Ahora bien, cuando ingerimos alimentos que contienen un exceso de azúcar –es decir, hidratos de carbono refinados y/o azucarados, como pan blanco o galletas no integrales–, nuestros niveles de azúcar en la sangre aumentan de forma espectacular. Nuestro cuerpo se ve incapaz de llevar esta cantidad a las células para producir energía, por ello, en primer lugar convierte dicho azúcar en una sustancia llamada glicógeno, que queda almacenada en el hígado o en las células musculares. Cuando las reservas de glicógeno del cuerpo están saturadas, éste empieza a convertir el exceso de azúcar en la sangre en grasa, nuestras reservas de energía a largo plazo. Así pues, si tomamos un exceso de alimentos refinados o azucarados, nuestro cuerpo tendrá que convertir el azúcar que le sobra en grasa, lo que provocará un aumento de peso en el cuerpo.

Otro inconveniente de los elevados niveles de azúcar en la sangre es la frecuencia con la que se registran bajos niveles de éste también en la sangre. Esto es debido a que el cuerpo elimina los altos niveles de azúcar de la sangre con mucha rapidez, ya que un descontrol en este campo resulta peligroso. Un exceso de azúcar hace que la sangre se vuelva viscosa y con ello pueden dañarse las arterias y los tejidos corporales; es por ello que los diabéticos a menudo sufren deterioros en nervios y ojos, así como úlceras en las piernas. De modo que nuestro cuerpo actúa con gran rapidez para solucionar el alto nivel de azúcar en la sangre, lo que puede llevarnos de un extremo al otro: a acabar con una deficiencia de azúcar en la sangre.

Ya hemos mencionado que cuando el nivel de azúcar en la sangre es bajo sentimos hambre. Si repostamos con hidratos de carbono que sueltan la energía con rapidez provocamos un rápido aumento del azúcar en la sangre, y así se desencadena un repetitivo ciclo de subida y bajada que dificulta muchísimo el equilibrio y la estabilidad en los niveles.

Entre los síntomas de unos bajos niveles de azúcar en la sangre cabe citar fatiga, falta de concentración, irritabilidad, nerviosismo, sudor, dolor de cabeza y problemas digestivos. Se calcula que tres de cada diez personas tienen problemas a la hora de mantener estable el nivel de azúcar en la sangre. Con los años, estas personas van engordando y se vuelven apáticas. En cambio, si somos capaces de controlar los niveles de azúcar en la sangre, conseguiremos un peso estable y un aporte de energía constante.

Para comprender la carga glucémica

La carga glucémica combina el índice glucémico con la idea de la medida de la ingesta de hidratos de carbono para proporcionar un medio científico más adecuado de controlar el azúcar de la sangre. Resumiendo, el índice glucémico de un alimento nos dice si un hidrato de carbono es un alimento de emisión rápida o lenta. Se trata de una medida de «calidad». No nos indica, sin embargo, qué proporción del alimento corresponde a hidratos de carbono. Los puntos de hidratos de carbono, o los gramos de hidratos de carbono, nos indican qué proporción del alimento corresponde a los hidratos de carbono, pero no nos dicen qué efectos tienen estos hidratos de carbono específicos sobre el azúcar de nuestra sangre. Ésta es una medida de «cantidad». La carga glucémica (GL) de un alimento corresponde a su calidad glucémica. Encontraremos una lista completa de alimentos con sus resultados en cuanto a carga glucémica en: *www.holdforddiet.com*.

El secreto de la estabilidad del azúcar en la sangre

Como hemos explicado, los hidratos de carbono de emisión rápida son como el propergol que impulsa los cohetes, sueltan la glucosa en una súbita ráfaga. Desencadenan una rápida explosión de energía con una repentina quema. Si lo que queremos es equilibrar el azúcar en la sangre, tenemos que comer menos alimentos de emisión rápida (es decir, pasteles, galletas, dulces) y más de emisión lenta (hidratos de carbono de cereales integrales, frutas y verduras frescas).

Rápido o lento: la guía de la carga glucémica

El sistema ideal para conseguir un equilibrio estable del azúcar en la sangre es el de controlar la carga glucémica –en inglés, *Glycemic Load* (GL)– en nuestra alimentación. Tal vez hayamos oído hablar del «índice glucémico» o estemos al corriente de la relación existente entre reducción de hidratos de carbono y pérdida de peso, tesis promovida por Atkins. La carga glucémica desarrolla estas ideas hacia el nuevo nivel de crear un sistema científicamente superior de control del azúcar en la sangre (ver recuadro anterior).

Nos centramos en el contenido en hidratos de carbono en los alimentos porque los otros dos tipos de alimentos –grasas y proteínas– no tienen unos efectos apreciables sobre el azúcar en la sangre. En realidad, recomendamos tomar algo de grasas y proteínas en los hidratos de carbono porque con ello reduciremos la carga glucémica de los hidratos de carbono ingeridos.

Así pues, existen tres normas para equilibrar el azúcar en la sangre:

- **Norma n.º:** 1 tomar 40 unidades de GL al día para adelgazar, 60 para mantener el peso.
- **Norma n.º 2:** tomar hidratos de carbono con proteínas.
- **Norma n.º 3:** picar a menudo, no atiborrarse.

La tercera norma implica comer poco y espaciado. Hay que tomar siempre desayuno, comida y cena, además de un pequeño almuerzo y merienda. Así, nuestro cuerpo tendrá constantemente suministro de combustible.

Consultemos la página 125 del capítulo 13 para ver cómo funciona en la práctica.

Abandonar el hábito del azúcar

Normalmente se adquiere la costumbre de tomar dulce concentrado en la niñez. Se suelen dar dulces para animar a alguien o como premio, así se convierten en bálsamos emocionales. Para romper la costumbre, lo mejor es evitar los dulces concentrados en forma de azúcar, caramelos, postres azucarados, fruta confitada y zumo de fruta concentrado. Podemos aguar los zumos y acostumbrarnos a tomar fruta en lugar de postre. Endulzaremos los cereales del desayuno con frutas y tomaremos fruta en lugar dulces en los refrigerios. Si reducimos poco a poco el azúcar en la sangre, nos iremos acostumbrando a este sabor.

¿Por qué resultan negativos los estimulantes y el estrés?

Por lo que se refiere a problemas de azúcar en la sangre, éste, el azúcar, constituye una cara de la medalla. La otra está formada por los estimulantes y el estrés. Los hidratos de carbono aumentan el nivel de azúcar en la sangre, pero una bebida alcohólica, un café, un té, un cigarrillo –o bien el estrés– surte el mismo efecto. Y ello es así porque el estimulante y el estrés desencadenan la producción de una hormona denominada adrenalina, que abre las reservas de azúcar del cuerpo (a las que se da el nombre de glucógeno y se almacenan en los músculos y el hígado). Así pues, aunque no tomemos alimentos dulces o refinados, si consumimos con regularidad alcohol, estimulantes con cafeína (por ejemplo, café, té, cola o chocolate), fumamos o sufrimos a menudo estrés, es más que probable que nuestro azúcar en la sangre presente un desequilibrio.

No nos engañemos pensando que los estimulantes nos proporcionan energía: al contrario, cuando se consumen con regularidad, producen los efectos contrarios. Las investigaciones demuestran, por ejemplo, que quiénes toman café no se sienten mejor que quiénes no lo prueban: simplemente se sienten mejor que antes de la ingestión de la cafeína. Dicho de otra forma, tomar un café alivia los síntomas de la falta de esta sustancia. Es adictiva.

La respuesta, por consiguiente, estriba ene reducir los estimulantes –buscar ayuda profesional para dejar de fumar si hace falta– y seguir el consejo de equilibrar el nivel de azúcar en la sangre siguiendo una dieta con bajo contenido en GL. Si el problema es el estrés, seguiremos los consejos de la página 185.

Mientras enseñamos a nuestro cuerpo a fabricar energía a partir de los alimentos habrá que confiar menos en los estimulantes (o el estrés) como fuente de energía.

Otros suplementos para el equilibrio del azúcar en la sangre y para adelgazar

La capacidad del cuerpo de convertir los alimentos de forma eficiente en energía y no en grasa depende de cientos de enzimas que, por su lado, dependen de las vitaminas y los minerales. Para afinar nuestro metabolismo y conseguir que queme las grasas es básico consumir cantidades importantes de estos nutrientes. En el capítulo 5 recomendamos un programa básico de suplementos que proporciona un buen nivel de nutrientes esenciales. Si nuestros resultados indican una carencia en este campo, o deseamos perder peso, existen dos suplementos adicionales que pueden ayudarnos.

Cromo: Un mineral que a menudo falta en la dieta moderna, a pesar de ser esencial para la estabilización del azúcar en la sangre, y con ello los niveles de energía y el peso. El cromo está presente en la harina, el pan y la pasta integrales, así como en los espárragos, las setas, las legumbres, los frutos secos y las semillas. Trabaja en conjunción con la vitamina B_3 (que también encontramos en las setas, los alimentos integrales, además del salmón, la caballa y el pavo). Recomendamos un suplemento de 200 mcg de cromo al día durante un mes, además de media cucharadita de canela si se tienen problemas de azúcar en la sangre, de aumento de peso o ansias de alimentos con hidratos de carbono.

Ácido hidroxicítrico: Pese a no ser una vitamina, el ácido hidroxicítrico (HCA) puede ayudar a adelgazar. Se extrae de la piel seca del tamarindo y se ha demostrado que frena la producción de grasa, reduce el apetito y al parecer no tiene efectos tóxicos, ni provoca problemas para la salud. En un estudio científico se demostró que quienes tomaban este suplemento perdían tres veces más peso que los que no lo tomaban. El HCA, por lo tanto, podría ser un útil complemento

Alternativas al azúcar

Cuidado con sustituir el azúcar por otros productos naturales, como la miel o el jarabe de arce, pues éstos también provocan un súbito aumento de azúcar en la sangre. Los edulcorantes artificiales tampoco constituyen la solución. Algunos incluso se ha demostrado que tienen efectos negativos para la salud, y todos nos mantienen golosos. Uno de los mejores sustitutivos del azúcar es el xilitol, un azúcar vegetal con un bajísimo contenido en GL. Sabe a azúcar, pero tiene mínimos efectos sobre éste en la sangre. Nueve cucharadas de xilitol, surten el mismo efecto que una cucharadita de azúcar normal o de miel.

para una dieta con bajo contenido en GL, si lo que se desea es perder peso. Puede adquirirse como suplemento, a menudo en combinación con el cromo. Recomendamos una dosis diaria de HCA de 750 mg (para información sobre donde adquirirlo, ver Recursos). Es también efectivo un aminoácido denominado 5-HTP (ver página 119).

Resumen

Para conseguir un equilibrio del azúcar en la sangre, que nos ayudará a estabilizar la energía y regular el peso:

- Escogeremos alimentos con bajo contenido en GL.
- Tomaremos hidratos de carbono con una ración idéntica de proteínas.
- Picaremos en lugar de atiborrarnos.
- Evitaremos los hidratos de carbono refinados y los alimentos azucarados.
- Evitaremos la cafeína (té, café, bebidas con esta sustancia).
- No fumaremos.
- Reduciremos al mínimo el alcohol.

8. Perfección en la digestión

Cuestionario sobre la digestión sana

☐ ¿Comemos demasiado deprisa y no masticamos del todo los alimentos?

☐ ¿Tenemos a veces mal aliento?

☐ ¿Notamos muchas veces una sensación de quemazón en el estómago o tomamos con regularidad tabletas para la indigestión?

☐ ¿A menudo notamos una sensación de pesadez de estómago?

☐ ¿Padecemos a menudo de diarrea?

☐ ¿Padecemos a menudo de estreñimiento?

☐ ¿Se nos hincha a menudo la barriga?

☐ ¿Tenemos a menudo sensación de nausea?

☐ ¿Eructamos o expulsamos ventosidades a menudo?

☐ ¿Tenemos a menudo dolor de estómago?

☐ ¿Nos falla el tránsito intestinal diario?

☐ ¿Nos sentimos peor, o excesivamente adormilados, después de las comidas?

Puntuación ☐

0-3 respuestas positivas	4-6 respuestas positivas	Más de 7 respuestas positivas
No es probable que exista un problema de digestión, a menos que los pocos síntomas sean muy marcados. Pero como para la digestión perfecta el resultado ideal es 0, se puede intentar la mejora siguiendo los consejos de este capítulo.	Empiezan a aparecer síntomas de dificultades en la digestión. Evitar los irritantes digestivos y concentrarse en actividades simples, como masticar más a conciencia, deberían ser los puntos en los que centrarse.	Es muy probable que nuestra digestión necesite algún apoyo. Vamos a concentrarnos en la mejora de la dieta y en tomar los suplementos necesarios para curar cualquier deterioro en el tracto digestivo.

No sólo somos lo que comemos

La popular frase «somos lo que comemos» no es del todo cierta, pues somos también lo que podemos digerir y absorber. La digestión es fundamental para la salud, y es un proceso realmente sorprendente. A lo largo de nuestra vida, pasarán por nuestro sistema digestivo más de cien toneladas de alimentos. Y esto en un tubo de unos nueve metros –en su mayor parte cubierto por diminutas protuberancias (parecidas a las cerdas de un cepillo–, que caso de extraerse y plancharse alcanzaría la medida de un pequeño campo de deporte. La piel que recubre este tubo es más fina que el papel, en realidad tiene un 25% del grosor de una hoja de papel, y por ello se deteriora con facilidad. Esta es la razón que explica que se regenere cada cuatro días.

La capacidad de digerir no sólo afecta a nuestra salud en este campo: determina también nuestros niveles de energía, afecta al sistema inmunitario, tiene repercusiones en nuestro estado mental, en el equilibrio hormonal y en la capacidad desintoxicante del cuerpo. La falta de nutrientes, la alimentación incorrecta, los altos niveles de estrés y el consumo de medicamentos y antibióticos pueden afectar a la digestión.

¿Por qué masticar es más importante de lo que creemos?

La mayoría engulle los alimentos con excesiva rapidez, tiene demasiada prisa para tomarse el tiempo necesario para disfrutar de la comida y masticarla bien. Y éste es el primer estadio de la cadena de la digestión, que si se inicia de forma incorrecta, todo el proceso se ve afectado. Los dientes sirven para convertir los alimentos en una pasta líquida, de ahí el consejo: «bebe la comida, mastica los líquidos». Así pues, lo ideal sería masticar 20 veces cada bocado. ¡Y no es broma!

En cuanto se ha masticado bien el alimento y se ha mezclado con la saliva (con lo que se descomponen los hidratos de carbono), la mezcla pasa por el esófago y va al estómago. Allí se mezcla con el ácido de este órgano, que la desinfecta, elimina los posibles gérmenes nocivos e inicia el proceso de la descomposición de las proteínas y la liberación de vitaminas y minerales para su absorción. El estómago fabrica también una enzima llamada pepsinogeno, que colabora en la digestión de las proteínas.

La producción de ácido estomacal (denominado también hidrocloruro de betaína) depende del zinc, de forma que si nuestro cuerpo presenta un déficit de este mineral, probablemente no fabricará el necesario. A menudo desciende la producción de ácido estomacal y también los niveles de zinc en la vejez. Como consecuencia, se produce la indigestión (eructos, flatulencias, hinchazón y sensación de pesadez después de las comidas (y aumentan las probabilidades de alergias respecto a los alimentos (ver página 76).

Algunas personas fabrican un exceso de ácido estomacal y sufren una sensación de quemazón en dicho órgano. Para aliviarlo, habría que evitar sustancias que creen ácido e irritantes. El alcohol, el café, el té y la aspirina irritan las paredes de los intestinos, mientras que la carne, el pescado, los huevos y otras proteínas concentradas estimulan la producción de ácido y pueden agravar la hiperacidez. El calcio y el magnesio son especialmente alcalinos y tienden a producir efectos calmantes en las personas que padecen de un exceso de acidez.

Las enzimas digieren nuestros alimentos

En cuanto el estómago ha llevado a cabo su tarea, la comida pasa al intestino delgado para seguir con la digestión. Aparecen allí más enzimas (del páncreas y de la vesícula biliar), que siguen con el proceso de descomponer las proteínas y los hidratos de carbono e iniciar la descomposición de las grasas.

La producción de enzimas digestivas es básica para la digestión y la absorción sin problemas. Cuando nuestro cuerpo trabaja a unos niveles óptimos produce diez litros de estas enzimas al día. Ahora bien, su adecuada producción depende de una serie de nutrientes, en especial de la vitamina B_6 y del zinc. Una nutrición deficiente suele llevar a una digestión deficiente, lo que a su vez crea la absorción deficiente, y así la ingesta nutritiva va empeorando. Como consecuencia, los alimentos quedan sin digerir e inician el proceso de putrefacción. Con ello pueden deteriorarse las paredes de los intestinos, hacerse «permeables», de forma que las moléculas o el alimento sin digerir puedan pasar al torrente sanguíneo, con lo que desencadena una reacción alérgica ante los alimentos cotidianos. Este proceso estimula también el crecimiento de bacterias y otros microorganismos nocivos, que pueden producir flatulencia, dolor abdominal e hinchazón.

Para solucionar este tipo de problemas con facilidad lo mejor será tomar un suplemento de enzimas digestivas de amplio espectro con cada comida, además de un nutriente curativo, como la glutamina para curar cualquier deterioro que se haya producido en las paredes intestinales. En general se toma durante un mes y con ello se consigue que el aparato digestivo vuelva a funcionar de forma óptima.

Las bacterias saludables de nuestros intestinos

Pocos saben que medio kilo de nuestro peso corporal corresponde a las bacterias que viven en nuestro aparato digestivo. En general, encontramos en el cuerpo alrededor de 100 billones de bacterias, la mayor parte alojadas en el colon. Están repartidas entre saludables y nocivas, y para llevar a cabo una digestión sana, el equilibrio tiene que ser casi perfecto. Las bacterias buenas (saludables) llevan a cabo las siguientes tareas:

- Fabrican vitaminas, entre las cuales, la A, la K y la B, y mejoran asimismo la absorción de minerales, como el calcio y el magnesio.
- Inhiben las bacterias «perjudiciales», los hongos y virus capaces de producir infecciones e intoxicar los alimentos.
- Al aumentar el número de células inmunes, potencian nuestro sistema inmunitario.
- Reparan el aparato digestivo y fomentan su salud por medio de la fermentación de las fibras y su conversión en combustible para las células de las paredes intestinales, y al mismo tiempo ayudan a regenerarlo.
- Reducen las reacciones alérgicas, ayudando a mantener la salud del aparato digestivo, de forma que el sistema inmunitario no presente tantas reacciones ante los alimentos.

Sin embargo, el equilibrio de las bacterias puede alterarse con facilidad, por ejemplo, después de tomar antibióticos, sustancias que las eliminan, con un consumo excesivo de alimentos dulces o refinados o bien de alcohol. Cuando proliferan las bacterias nocivas, nuestro cuerpo experimenta una serie de síntomas, entre los que cabe citar el estreñimiento, la diarrea, la hinchazón, la flatulencia, las deposiciones malolientes, intolerancias frente a los alimentos, infecciones de todo tipo y problemas cutáneos. Cada cual puede llevar a cabo una prueba sobre los diferentes tipos de bacterias beneficiosas en su cuerpo por medio de un sencillo test (ver apartado de *Recursos*).

Si sospechamos que existe un desequilibrio en las bacterias de nuestro cuerpo, podemos introducir en el aparato digestivo bacterias beneficiosas tomando un suplemento «probiótico». Cada día se comercializan más bebidas probióticas a base de yogur, aunque muchas contienen lo que denominamos cepas bacterianas «transitorias», lo que significa que pueden tener unos efectos beneficiosos en su paso por nuestro cuerpo, pero no son cepas que se instalen en nuestro interior. A menudo llevan también una gran cantidad de azúcar. Si deseamos aumentar los niveles de bacterias saludables, tendremos que procurar un suplemento a las cepas que existen en el propio sistema, las principales familias de las cuales son las denominadas bacterias *Lactobacillus* y *Bifidus*.

Los estudios demuestran que con suplementos probióticos pueden mejorar una serie de alteraciones digestivas, como la enfermedad de Crohn, la colitis ulcerativa, la diarrea y el síndrome del intestino irritable. Las investigaciones señalan que la mitad de las personas diagnosticadas con síndrome de intestino irritable presentan un desequilibrio en cuanto a bacterias y, por tanto, pueden beneficiarse de los probióticos. La diarrea responde también a estos elementos; con ellos se reduce a la mitad el tiempo de recuperación. También podemos conseguir un aumento del nivel de las bacterias beneficiosas tomado alimentos fermentados, como yogur vivo natural, miso (la pasta de soja japonesa utilizada en la sopa de miso) y chucrut.

¿Nos pone enfermos la comida que ingerimos?

Uno de cada cinco adultos y niños presenta una reacción alérgica frente a alimentos tan cotidianos como la leche, el trigo, la levadura y los huevos, pero la mayoría no es consciente de ello. Estas reacciones, sin embargo, pueden provocar una serie de síntomas que parecerían inconexos, desde la fatiga a la depresión, desde los problemas digestivos a los dolores de cabeza. Si respondemos «sí» a cuatro o más de las preguntas del cuestionario siguiente, podemos plantearnos la alergia respecto a los alimentos como posible culpable.

No todas las alergias son iguales

Muchas personas conocen lo que se denomina alergia alimentaria «clásica». Se trata normalmente de una reacción inmediata e impor-

Poner remedio al estreñimiento

Se trata de un problema terriblemente común: Más del 80% de la población no experimenta movimiento intestinal todos los días. La alimentación moderna tiene en general poca fibra y poca agua –dos piedras angulares para una buena digestión– y un alto contenido en trigo, sustancia abrasiva y difícil de digerir. La fruta, la verdura y los cereales integrales, aparte del trigo (en especial la avena y el arroz) contienen fibras solubles que estimulan el tránsito suave y regular de la materia fecal. Así pues, una dieta óptima fomentará una mejor digestión, lo mismo que se conseguirá bebiendo 1,5 a 2 litros de agua al día, a ser posible entre comidas. Las ciruelas, los higos y el kiwi son laxantes naturales. Otra opción es la de añadir una cucharadita de semillas de lino a un vaso de agua antes de acostarse y tomarse la gelatinosa mezcla por la mañana (puede añadírsele un batido o un zumo). También resultan eficaces las enzimas digestivas y los probióticos (ver texto en página siguiente) y los suplementos de 200 mg de magnesio y 1.000 mg de vitamina C dos o tres veces al día. Por último, para una buena digestión es básico el ejercicio, sobre todo el que estimula la zona intestinal. Esta práctica también alivia el estrés, que tiene consecuencias negativas en la digestión.

tante frente a un alimento –como sería el caso de los cacahuetes o el marisco– que puede poner en peligro la vida de la persona. Quien sufra este tipo de alergia estará familiarizado con ella y evitará por todos los medios tomar el alimento que resulta nocivo para su cuerpo. Ahora bien, las alergias alimentarias más corrientes suelen aparecer entre una hora y tres días después de la ingestión del alimento, su reacción no es tan espectacular y, por consiguiente, resulta más difícil detectarla. A veces nos referimos a ellas denominándolas alergias alimentarias «encubiertas». Ambos tipos implican al sistema inmunitario, pero desencadenan un tipo de reacción distinto.

Existe una tercera reacción frente a los alimentos que no tiene nada que ver con el sistema inmunológico. Es la denominada «intolerancia». La intolerancia frente a la lactosa se da, por ejemplo, cuando

Cuestionario sobre sensibilidad respecto a los alimentos

☐ ¿Aumentamos a veces de peso en cuestión de horas?

☐ ¿Nos sentimos hinchados después de comer?

☐ ¿Padecemos episodios de diarrea o estreñimiento?

☐ ¿Sufrimos dolor abdominal?

☐ ¿A veces tenemos una fuerte somnolencia después de comer?

☐ ¿Padecemos dolores de cabeza?

☐ ¿Padecemos sarpullidos, picores, asma o dificultad respiratoria?

☐ ¿Tenemos habitualmente ojeras u ojos hinchados?

☐ ¿Sentimos otro tipo de dolor o malestar?

☐ ¿Nos sentimos mejor en vacaciones, lejos de casa, siguiendo una dieta completamente distinta?

Puntuación ☐

la persona no posee la enzima que digiere el azúcar de los lácteos (la lactosa), algo que produce síntomas en el aparato digestivo, como la diarrea y los dolores abdominales. Puede solucionarse este problema con un suplemento de la enzima «lactasa» (ver *Guía de suplementos*).

Las pruebas para detectar las alergias

Quien sospeche que puede padecer alergia es interesante que se haga una prueba sobre ella. La mejor, denominada «IgG ELISA» se hace con una muestra de sangre que se extrae pinchando un dedo y puede realizarse en casa (ver *Recursos*). También podemos seguir una dieta de «eliminación y prueba», que implica la eliminación durante quince días como mínimo de cualquier elemento que pueda provocar la alergia para poder experimentar los cambios en cuanto a síntomas físicos o mentales. A partir de aquí, se reintroducen los alimentos, de uno en uno, dejando siempre 24 horas de margen, y se controla bien la reacción. Siempre es mejor llevar a cabo las pruebas bajo la supervisión de un terapeuta en nutrición o un experto en alergias, quienes nos apoyarán e idearán una dieta adecuada para compensar la eliminación de cualquier alimento alergénico.

Lo positivo es que los alergenos «encubiertos» no deben eliminarse para siempre (por desgracia, los «clásicos» a menudo sí). Si somos estrictos a la hora de evitar el alimento o alimentos que hemos identificado como alérgenos y nuestro sistema digestivo mejora en general –mediante una dieta nutritiva óptima, los suplementos con enzimas digestivas y probióticos y la mejora intestinal por medio de nutrientes, como la glutamina–, es probable que después de unos cuatro meses podamos reintroducirlos.

Resumen

Una buena digestión es básica para gozar de una salud excelente, pero los problemas digestivos son muy corrientes. Para mejorar nuestra digestión:

- Seguiremos una dieta nutritiva óptima.
- Reduciremos al mínimo la ingestión de trigo y aumentaremos la de los alimentos con fibras beneficiosas, como la de la avena, del arroz, de la fruta y la verdura.
- Tomaremos 1,5-2 litros de líquido, como agua o infusiones, entre las comidas.
- Consumiremos dos veces a la semana yogur natural, vivo, ecológico (de leche vegetal o animal).
- Comeremos sentados, relajados y sin prisas.
- Masticaremos a conciencia.

Quienes padezcan problemas digestivos, además de los puntos anteriores tendrían que:

- Descubrir qué alimentos producen la alergia y evitarlos.
- Tomar un amplio espectro de enzimas digestivas para mejorar la absorción.
- Si se padece de acidez de estómago después de las comidas, se evitarán los alimentos y bebidas que crean ácidos e irritantes y se investigarán las alergias respecto a los alimentos.
- Tomar una cucharadita de glutamina en polvo disuelta en agua antes de acostarse para reparar cualquier deterioro en las paredes intestinales.
- Tomar a diario un suplemento probiótico que contenga *Lactobacillus acidophilus* y *Bifidobacteria* (ver *Guía de suplementos*).

9. Potenciemos nuestro sistema inmunológico

Cuestionario sobre la digestión sana

☐ ¿Nos resfriamos más de tres veces al año?

☐ ¿Nos ataca normalmente un virus estomacal al año?

☐ ¿Nos cuesta vencer una infección (resfriado u otros)?

☐ ¿Somos propensos a contraer aftas o cistitis?

☐ ¿Solemos tomar como mínimo una tanda de antibióticos al año?

☐ ¿Más de un miembro de nuestra familia inmediata ha sufrido cáncer?

☐ ¿Notamos sensibles los ganglios del cuello, las axilas o las ingles?

☐ ¿Tenemos problemas de alergia?

☐ ¿Sufrimos de enfermedades inflamatorias, como eczema, asma o artritis?

☐ ¿A menudo tenemos mucosidad líquida en la nariz o padecemos la fiebre del heno?

☐ ¿Padecemos una enfermedad autoinmune, como la artritis reumatoide o el lupus?

☐ ¿Nos han diagnosticado un cáncer o unos tumores precancerosos?

Puntuación ☐

0-3 respuestas positivas	4-6 respuestas positivas	Más de 7 respuestas positivas
Pocos síntomas indican que contamos con el sistema inmunológico muy fuerte. Nos centraremos en las medidas preventivas para asegurar que seguimos con buena salud y apoyaremos nuestro sistema inmunológico para no sucumbir ante la enfermedad.	Empiezan a notarse signos de reducción en la inmunidad. Siguiendo un plan de nutrición óptimo sin duda apoyaremos el sistema inmunitario, pero también nos centraremos en la prevención.	Nuestro sistema inmunitario necesita realmente apoyo. Si saneamos la dieta eliminaremos muchos elementos inhibidores de la inmunidad, aunque es importante tener en cuenta otros aspectos destacados aquí y pasar al impulso con una mayor ingesta de nutrientes que apoyen el sistema inmunitario.

Incrementemos la inmunidad desde dentro

Cuando uno es joven puede engañarse pensando que las enfermedades degenerativas y las que ponen en peligro la vida son cuestión de los demás. Ahora bien, ¿somos realmente inmunes tanto a las infecciones importantes como a las secundarias y no tenemos que temer al cáncer? ¿Nunca padecemos alergias y pocas veces nos resfriamos? Si la respuesta es positiva, nos encontramos en el camino correcto.

Durante los últimos cien años, la medicina se ha centrado en productos pensados para destruir al invasor: antibióticos, agentes antivirales, quimioterapia. Estos medicamentos –aunque necesarios a veces–, pueden perjudicar al cuerpo. Los antibióticos, por ejemplo, a veces dañan el sistema digestivo y alteran el equilibrio de las bacterias beneficiosas, con lo que se desencadenan en el cuerpo infecciones secundarias, como las aftas. Un uso excesivo de los antibióticos fomenta también la evolución de nuevas cepas bacterianas resistentes a los medicamentos, que pueden resultar mortales para las personas delicadas.

Hace muy poco, a raíz de un interminable ataque de nuevos agentes infecciosos, hemos centrado la atención hacia el interior del propio cuerpo, hacia fortalecerlo, en lugar de vencer al organismo invasor. El sistema inmunitario es uno de los más importantes y complejos del cuerpo humano. Nos damos cuenta de la importancia de mejorar nuestro sistema inmunitario al pensar en la capacidad que posee de producir un millón de anticuerpos en un minuto y de reconocer y desarmar a mil millones de invasores distintos. La capacidad de reaccionar con rapidez ante una nueva invasión es lo que marca la diferencia entre un resfriado sin importancia que dura 24 horas y una semana en la cama con gripe. Y puede marcar también la diferencia entre un bulto benigno y un cáncer de mama, o bien entre una infección importante y otra secundaria.

¿Cómo vamos a potenciar nuestro sistema inmunitario? El ejercicio, el estado de ánimo y la alimentación ejercen, en estos casos, su papel. El ejercicio extenuante en realidad debilita el sistema inmunitario, mientras que los ejercicios tranquilos, como el yoga o el taichi pueden estimularlo. La tensión y el sufrimiento también afectan al sistema inmunitario, por consiguiente, será importante para estimularlo abordar los problemas psicológicos y relajarse con regularidad. Se ha demostrado que la meditación, por ejemplo, aumenta el nivel de células inmunes.

Alimentación que potencia el sistema inmunitario

En realidad, la dieta ideal para estimular el sistema inmunitario no difiere mucho de la dieta ideal en general. Dado que durante una infección se producen con rapidez las células inmunitarias, es básico ingerir una cantidad suficiente de proteínas. También hay que tomar las grasas adecuadas. Una alimentación con un alto contenido en grasas saturadas o hidrogenadas lleva a una disminución de la inmunidad y a una obstrucción del sistema, mientras que las grasas esenciales –las que encontramos en el pescado graso, los frutos secos y las semillas– estimulan la función inmunitaria.

Si se sufre una infección que incrementa las mucosidades (como en el caso de un resfriado), será mejor evitar los productos lácteos, pues tienden a estimular esta producción.

Para asegurar que nuestro cuerpo recibe los nutrientes necesarios para potenciar el sistema inmunitario tomaremos mucha fruta y verduras frescas. Entre las mejores cabe citar zanahorias, remolacha, boniato, tomate y judías verdes, además de sandía y frutas del bosque (fresas, arándanos, frambuesas, etc., que pueden adquirirse también congelados fuera de su estación). Tomaremos crudo todo lo posible y el resto, con una ligera cocción al vapor. Evitaremos todos los fritos, pues nos aportan unos peligrosos radicales libres que incrementan la carga tóxica (ver página 48).

El azúcar no nos conviene en ninguna ocasión, pero además distintos estudios han demostrado que disminuye la actividad inmunitaria, de modo que si lo que pretendemos es luchar contra una infección, lo evitaremos en todas sus formas. Tampoco tomaremos cereales refinados (que se convierten enseguida en azúcar y contienen pocos nutrientes), y escogeremos en su lugar los integrales (avena, pan de centeno, arroz, etc.).

Nutrientes que potencian la inmunidad

La fortaleza de nuestra inmunidad depende totalmente de una ingesta óptima de vitaminas y minerales. La deficiencia de vitaminas A, B_1, B_2, B_6, B_{12}, C, E y ácido fólico inhibe la inmunidad, lo mismo que ocurre con la insuficiencia en hierro, zinc, magnesio y selenio.

Teniendo en cuenta que ningún nutriente trabaja de forma aislada, es interesante tomar un buen suplemento multivitamínico y de minerales de gran poder. Los estudios científicos demuestran que la combinación de nutrientes aunque sea a un nivel modesto potencia la inmunidad de forma efectiva.

Acción antioxidante

Es bueno añadir a nuestra alimentación nutrientes como los antioxidantes y en especial la vitamina C en cantidades importantes para combatir las infecciones. Son elementos que trabajan en conjunción para debilitar cualquier tipo de invasión. La vitamina A, por ejemplo,

Cómo eliminar un resfriado

La vitamina C es una de las mejores armas de las que dispone el sistema inmunológico: se trata tan sólo de tomar la dosis adecuada. Los estudios científicos indican que la dosis diaria óptima para la prevención del resfriado se sitúa en uno y dos gramos. Pero en cuanto se ha contraído el resfriado hacen falta niveles más altos. Lo que queremos, en realidad, es «saturar» nuestros tejidos corporales para asegurar que no pueda sobrevivir en ellos el virus del resfriado. Para ello tomaremos 1 gramo cada hora. Afortunadamente, la vitamina C es una de las sustancias menos tóxicas que se conocen. El único efecto secundario que puede producirse es un movimiento intestinal menos controlado; de darse este síntoma, se reducirá la dosis a un gramo cada dos horas hasta que haya desaparecido el resfriado.

ayuda a mantener la integridad del sistema digestivo, los pulmones y las membranas celulares, impidiendo al tiempo que los agente extraños penetren en el cuerpo y que los virus ataquen las células. La vitamina E y el selenio estimulan la función inmunitaria celular y el zinc tiene su importancia como elemento crucial en la producción de células inmunes.

Sin duda alguna, la vitamina C es el principal nutriente que potencia la inmunidad. Además de apoyar la producción de células inmunes y su función, posee virtudes antivirales y antibacterianas y reduce la inflamación. De todas formas, para que esta tarea se lleve a cabo de forma eficiente, hacen falta dosis elevadas de vitamina C (ver recuadro *Cómo acabar con un resfriado*).

Los probióticos: antibióticos naturales

Estamos rodeados de agentes infecciosos. Sucumbiremos o no a sus ataques según nuestro grado de exposición a ellos, pero también según el equilibrio de bacterias beneficiosas que presente nuestro cuerpo. Tal como hemos estudiado en el capítulo 8, poseemos kilos de bacterias en el tracto digestivo, y mientras el equilibrio sea el correcto, ellas nos ayudarán a evitar que las bacterias perjudiciales provoquen infecciones. Si no se controla muy bien, la salmonela, por ejemplo, puede contaminar los alimentos, mientras que el estafilococo puede producir dolor de garganta y aftas por *Cándida albicans*.

Podemos aumentar el nivel de bacterias beneficiosas de nuestro cuerpo tomando un suplemento probiótico. Se trata de los antibióticos que nos ofrece la naturaleza que, además de colaborar en la inhibición de las bacterias perjudiciales que producen enfermedades, según las investigaciones, aumentan también el poder de lucha de

Sopa mágica para el sistema inmunitario

He aquí una receta que incluye siete alimentos antiinflamatorios y potenciadores de la inmunidad. Las cantidades no son exactas: en efecto, cada cual puede adaptarlas a sus gustos.

1. Picar dos cebollas rojas grandes, cuatro dientes de ajo y saltear la mezcla con un poco de aceite de coco, sin dorarla.
2. Cortar en juliana seis zanahorias y tres boniatos o calabaza. Añadir a la mezcla de cebolla y ajo y verter encima agua hirviendo para cubrir el conjunto.
3. Agregar una cantidad considerable de jengibre fresco picado, una cucharadita de cúrcuma y más o menos un cuarto de cucharadita de pimienta de cayena (al gusto). Todas estas especias combaten eficazmente las infecciones.
4. Llevar a ebullición y dejar a fuego lento unos 15 minutos, o hasta que la zanahoria, el boniato o la calabaza estén tiernos.
5. Añadir un pimiento cortado en dados, con alto contenido en vitamina C, 250 ml de leche de coco y batir la sopa hasta que quede como una especie de puré y servir espolvoreada con copos de avena y de pan integral de centeno.

nuestro sistema inmunológico. Los probióticos nos proporcionan apoyo inmunitario y además han demostrado su efectividad en el tratamiento de las aftas, las infecciones de vejiga recurrentes, la sinusitis y la amigdalitis.

Plantas para potenciar la inmunidad

Resulta útil tener a mano algunas plantas en nuestro botiquín. Entre las mejores citaremos:

Uña de gato: poderoso agente antiviral, antioxidante y potenciador de la inmunidad procedente de la selva peruana, que podemos conseguir en forma de suplementos o preparado para infusión. Para combatir una infección, las dosis son las siguientes: 2-6 gramos diarios o 2-6 tazas de infusión.

Echinacea: Es un todoterreno con propiedades antivirales y antibacterianas. Se presenta en forma de cápsulas o como tintura. Para combatir una infección, la dosis es la siguiente: 2-3 gramos al día o 15 gotas tres veces al día.

Extracto de saúco: Reduce la duración de resfriados y gripe, evitando que el virus domine la situación. Dosis para combatir infecciones: una cucharada de postre tres veces al día.

Ajo: Antiviral, antifúngico y antibacteriano. Es bueno incluir un diente de ajo en la dieta diaria. En infecciones, se aumentará hasta 2-6 dientes al día (o se tomará en forma de suplemento).

Jengibre: Especialmente indicado para dolores de garganta y problemas estomacales. Poner seis trozos de raíz de jengibre fresca en un termo con una rama de canela y llenar el recipiente con agua hirviendo: cinco minutos después tendremos una deliciosa infusión de jengibre y canela que nos calmará el dolor. Podemos añadirle un poco de miel y limón para modificar el sabor.

Extracto de semillas de pomelo: Un potente antibiótico natural y un agente antifúngico y antiviral, que se presenta en gotas que pueden tomarse, usarse para hacer gárgaras o par aplicar en la nariz o en el oído, según el lugar de la infección. Dosis para combatir infecciones: 20-30 gotas al día.

Resumen

Nuestro sistema inmunológico precisa los nutrientes adecuados para funcionar de forma efectiva. Si seguimos la dieta de alimentación óptima presentada en el capítulo 5 conseguiremos el nivel diario sufi-

Superalimentos para el sistema inmunológico

Sandía. Su carne tiene un alto contenido en vitaminas A y C y sus semillas constituyen una buena fuente de zinc, selenio, vitamina E y grasas esenciales. Podemos licuar conjuntamente carne y semillas para elaborar un delicioso zumo, del que tomaremos un vaso grande para desayunar y otro durante el día.

Zanahoria. Proporciona una extraordinaria cantidad de betacaroteno. Se trata de una sustancia que fomenta la inmunidad y que encontramos también en otros vegetales de color naranja, como boniatos, albaricoques y calabaza.

Verduras con semillas. Contienen nutrientes antioxidantes y además proteínas. Puede prepararse una gran ensalada con habas, brécol, zanahoria rallada, remolacha, calabacín, berros, lechuga, tomate y aguacate y añadirle semillas o tofu marinado y troceado, a ser posible ecológico. Se servirá con un aliño a base de aceite prensado en frío y ajo machacado.

Bayas. Las fresas contienen más vitamina C que las naranjas y los arándanos tienen las mayores virtudes antioxidantes. Las frambuesas y las fresas, al igual que todas las bayas, contienen una serie de fitonutrientes que estimulan nuestro sistema inmunológico. Así pues, cuando el cuerpo se sienta amenazado, hay que tomar estas frutas, y cuantas más, mejor.

ciente y al tiempo limitaremos los productos que atacan al sistema inmunológico, como el azúcar refinado.

Además, como apoyo para conseguir un sistema inmunitario sano habría que:

- Llevar a cabo con regularidad ejercicio suave, como taichi o yoga.
- Aprender a sobrellevar el estrés y relajarse a diario.
- Tomar suplementos multivitamínicos y minerales de gran poder y además 1-2 g extras de vitamina C.
- Tomar un preparado antioxidante que contenga como mínimo 1.500 mcg de vitamina A, 200 mg de vitamina E, 10 mg de zinc y 50 mcg de selenio.

Si se trata de combatir una infección, además de lo citado anteriormente, intentaremos:

- Comer poco, asegurando, sin embargo, que tomamos suficientes proteínas, necesarias para crear células inmunes. Si la infección crea mucosidad, evitaremos los productos lácteos.
- Tomar una dosis extra de vitamina C: 3 gramos cada cuatro horas (si surte efectos laxantes, se reducirá ligeramente la dosis.
- Tomar a diario un suplemento probiótico (ver *Guía de suplementos*).
- En caso de resfriado, tomar una cucharada de postre de extracto de saúco cuatro veces al día.
- Tomar infusión de uña de gato y, si se desea, añadirle jengibre y unas gotas de echinacea.
- Tomar más ajo o cápsulas de ajo.
- Descubrir el tipo de infección que se sufre y, si es necesario, ir al médico sobre todo si ésta no remite en cinco días.

10. El equilibrio natural de las hormonas

Cuestionario sobre el equilibrio hormonal femenino

☐ ¿Tomamos anticonceptivos, seguimos terapia de sustitución hormonal o hemos seguido uno u otro tratamiento durante más de tres años en los últimos siete?

☐ ¿Sufrimos retención cíclica de líquidos, cambios de humor o depresión?

☐ ¿Tenemos un exceso de pelo en el cuerpo o el cabello más ralo?

☐ ¿Hemos ganado peso en muslos y caderas?

☐ ¿En algún momento hemos experimentado problemas en cuanto a los órganos de reproducción (ovarios o matriz)?

☐ ¿Sufrimos problemas de fertilidad, dificultad a la hora de concebir o hemos tenido algún aborto?

☐ ¿Nuestras reglas son a menudo dolorosas, irregulares o muy abundantes?

☐ ¿Somos propensas a los bultos o a una gran sensibilidad en las mamas?

☐ ¿Experimentamos un descenso de la libido o una pérdida de interés por el sexo?

☐ ¿Padecemos ansiedad, ataques de pánico o nerviosismo?

☐ ¿Sufrimos sofocos, dolor o sequedad vaginal?

Puntuación ☐

Cuestionario sobre el equilibrio hormonal masculino

☐ ¿Hemos engordado?

☐ ¿Padecemos a menudo cambios de humor o depresión?

☐ ¿Hemos sufrido en algún momento problemas en los órganos reproductores (próstata o testículos)?

☐ ¿Sufrimos una disminución de la libido o una pérdida de interés por el sexo?

☐ ¿Padecemos impotencia?

☐ ¿Tenemos menos erecciones matinales o nos cuesta mantener la erección?

☐ ¿Sufrimos fatiga o pérdida de energía?

☐ ¿Nos sentimos irritables o enojados?

☐ ¿Han disminuido nuestras motivaciones y el dinamismo?

☐ ¿Creemos que estamos envejeciendo prematuramente?

☐ ¿Nos estresamos con facilidad?

☐ ¿Padecemos sudores nocturnos o en general sudamos en exceso?

Puntuación ☐

0-3 respuestas positivas	4-6 respuestas positivas	Más de 7 respuestas positivas
No es probable que suframos un desequilibrio hormonal, a menos que experimentemos problemas con la libido, de impotencia, disminución de ésta o sofocos. De todas formas, el resultado ideal para un equilibrio perfecto es 0, de modo que hay que centrarse en los puntos susceptibles de mejora.	Empiezan a notarse síntomas de desequilibrio hormonal. Pongamos a punto nuestras partes débiles para recuperar el equilibrio y eliminar problemas.	Al parecer, existe un desequilibrio en nuestras hormonas y necesitan apoyo. Centrémonos en la alimentación y en las sugerencias en cuanto a suplementos que tienen relación con nuestro caso e intentemos solucionar las causas del estrés en caso de que lo suframos.

Las transmisoras del cuerpo

Las hormonas son los elementos químicos más potentes del cuerpo: ejercen en él la función de transmisoras. Las elaboran unas glándulas especiales y cuando pasan al torrente sanguíneo transmiten instrucciones a las células corporales. El estrógeno, por ejemplo, se fabrica en los ovarios y es el que ordena el crecimiento de las células: por ejemplo en las paredes de la matriz antes de la ovulación o en el tejido mamario durante el embarazo.

Las hormonas se crean a partir de los alimentos que ingerimos: algunas, como la insulina, a partir de las proteínas; otras, como las hormonas sexuales, a partir del colesterol (a pesar de la mala prensa que tiene, esta sustancia grasa es importante para la salud corporal). Cualquier desequilibrio puede tener sus efectos en la salud global del cuerpo.

La tiroides: el control del metabolismo

La glándula tiroides produce una hormona denominada tiroxina, que controla nuestro metabolismo, es decir, el índice a través del que se quema el combustible de los alimentos que tomamos para obtener energía y también calor. Esto explica que quienes poseen una tiroides hiperactiva puedan tender al nerviosismo y estén muy delgados, mientras que aquéllos que tengan una tiroides con una actividad deficiente noten cansancio y engorden.

Es más corriente el caso de la tiroides con actividad deficiente, y entre los síntomas que produce destacaremos la pérdida de pelo, el estreñimiento y la sensación de frío. Podemos establecer el funcionamiento de nuestra tiroides tomando la temperatura por la mañana: lo normal es entre 36,5 y 36,7 °C (las mujeres deben tomársela durante la primera mitad del ciclo menstrual, pues la temperatura corporal aumenta después de la ovulación). Si comprobamos que nos encontramos fuera de dichas pautas, es probable que tengamos que centrar más atención en la tiroides.

En muchas personas, la función deficiente de la tiroides se debe a la baja producción de tiroxina, provocada a veces por ciertas deficiencias de nutrientes o un elevado estrés. Puede deberse también a disfunciones del sistema inmunológico, que ataca en primer lugar la propia tiroides. Por ello es importante un análisis de sangre que controle los «anticuerpos tiroideos». Las alergias alimentarías, en especial al gluten, pueden actuar como desencadenantes, de modo que también es importante controlarlas.

La tiroxina se crea a partir de un aminoácido denominado tirosina y tiene el apoyo del yodo, zinc y el selenio. Con suplementos a base de estos nutrientes se fomenta la salud de la tiroides. Escogeremos suplementos multivitamínicos de gran poder y minerales que proporciones estos nutrientes.

Las hormonas del estrés

Nuestro cuerpo produce unas hormonas que nos ayudan a adaptarnos al estrés: se fabrican en las glándulas suprarrenales, situadas por encima de los riñones. Probablemente estemos familiarizados con la adrenalina, pero nuestro cuerpo produce también unas hormonas denominadas cortisol y DHEA. Todas estas hormonas trabajan conjuntamente para que podamos responder a situaciones de tensión o de emergencia y consiguen que el cuerpo sea capaz de «luchar o huir», para mejorar los niveles de oxígeno y glucosa en los músculos y generar energía mental y física. Todo ello ayudó a nuestros antepasados a hacer frente a situaciones en las que su vida corría peligro.

En la vida moderna, sin embargo, percibimos la tensión a una escala mucho mayor: Por ejemplo, cuando abrimos el extracto de cuentas de nuestro banco y vemos que estamos al descubierto o cuando nos encontramos en un atasco de tráfico. El té, el café, el chocolate y el tabaco producen los mismos efectos, pues contienen estimulantes (la cafeína o la nicotina) que desencadenan la liberación de adrenalina. Como consecuencia se produce un estallido de energía, aunque con el tiempo se va convirtiendo en un inconveniente. El cuerpo fre-

Controlemos el estrés

El estrés prolongado afecta de forma negativa a todos los campos de nuestra salud. Por tanto, es importante controlarlo, identificando y eliminando lo que nos produce una tensión excesiva, o bien buscando la fórmula de sobrellevarlo, por ejemplo, llevando a cabo a diario ejercicios de respiración profunda o aprendiendo a meditar. Da también buenos resultados reducir el azúcar en la alimentación y los estimulantes, así como seguir una dieta óptima que equilibre nuestros niveles de azúcar en la sangre. Las vitaminas B y C incrementan nuestra resistencia ante la tensión, por ello en épocas difíciles, además de un complejo multivitamínico diario, tomaremos dos gramos de vitamina C y el complejo de vitamina B. El magnesio suele calificarse como el tranquilizador natural, por ello es conveniente tomar 200 mg de este mineral dos veces al día por sus efectos calmantes.

na la digestión, su propio restablecimiento y mantenimiento para canalizar la energía de forma que resuelva el problema del estrés. Así, una situación tensa prolongada se relaciona con la aceleración del proceso del envejecimiento, con el incremento del riesgo de contraer enfermedades y la alteración del equilibrio hormonal en general. Cuando nuestra tiroides padece, nuestro metabolismo queda frenado y engordamos. La alteración de las hormonas del estrés puede llevar a una reducción de la libido, a la infertilidad y a problemas menopáusicos.

Las hormonas sexuales

En las mujeres, las dos principales hormonas que controlan la salud sexual y la reproducción se denominas estrógeno y progesterona. Es básico el equilibrio entre ambas. Un relativo exceso de estrógeno, situación conocida como «dominación de estrógeno», se relaciona con un aumento del riesgo de desarrollar enfermedades como cáncer de mama, fibromas, quistes en ovarios y endometriosis. Entre los primeros síntomas que alertan sobre la dominación de estrógenos cabe citar el síndrome premenstrual, la depresión, la pérdida de apetito sexual, el ansia de comer dulces, los periodos con sangrado abundante, el aumento de peso, la hinchazón de pechos y la retención de líquidos.

El dominio del estrógeno puede estar causado por una exposición excesiva a sustancias estrogénicas, a una falta de progesterona o bien a una combinación de ambas. Los compuestos estrogénicos se encuentran en la carne, ya que muchos animales se alimentan a base de hormonas, en los lácteos, en muchos pesticidas y en los plásticos blandos, algunos de los cuales, usados como envoltorios, se filtran en los alimentos. Contienen también estrógenos la mayor parte de píldoras anticonceptivas y las terapias de sustitución hormonal. De modo que es importante limitar todas estas fuentes de estrógeno, así como aumentar el contenido de fibra en la alimentación, pues ayuda a «llevar» el exceso de estrógeno hacia el exterior del cuerpo. Conseguiremos un mayor equilibrio hormonal aumentando el consumo de soja (en forma de tofu, por ejemplo), legumbres (lentejas y humus) y semillas de lino.

Unos elevados niveles de estrés pueden alterar el equilibrio hormonal, tanto en la mujer como en el hombre. Son corrientes las deficiencias de vitaminas y minerales necesarias para fabricar y regular las hormonas, en especial de vitamina C, B_6, zinc y magnesio. Otro factor es la falta de grasas esenciales, necesarias para elaborar sustancias que sensibilizan las células frente a las hormonas.

Para combatir el síndrome premenstrual

El síndrome premenstrual afecta a diferentes mujeres de distinta forma, pero suele padecerse durante la semana anterior al periodo y se caracteriza por síntomas como ansiedad, irritabilidad, retención de líquidos, cambios en el estado de ánimo, hinchazón sensibilidad en los senos, aumento de peso, acné, fatiga, ansia de comer dulces, falta de memoria, jaquecas y depresión.

Existen distintos tipos de síndrome premenstrual, por ello si identificamos el que se ajusta a nuestro caso, podremos establecer la estrategia alimentaria adecuada:

- El síndrome premenstrual relacionado con unos elevados niveles de estrógeno y bajos niveles de progesterona: cuyos síntomas podrían ser hinchazón, cambios en el estado de ánimo, retención de líquidos y sensibilidad en los senos. Para ayudar a reducir los niveles de estrógeno hay que aumentar el consumo de fibra en la dieta, tomar productos ecológicos, reducir la ingestión de carne y lácteos y limitar el contacto con compuestos que alteren las hormonas (ver página 45).
- El síndrome premenstrual relacionado con los antojos de comer determinadas cosas: si equilibramos los niveles de azúcar en la sangre siguiendo los consejos del capítulo7 conseguiremos reducir estas ansias, pero también nos será de ayuda aumentar el consumo de magnesio, cromo y grasas esenciales.
- El síndrome premenstrual relacionado con la retención de líquidos: en este campo se ha demostrado la eficacia del magnesio y la vitamina B_6. También ayuda a reducir la retención de líquidos tomar menos sal y aumentar el consumo de agua.

Cómo abordar la menopausia

Puesto que cada día existen más pruebas que demuestran el peligro que conlleva la terapia hormonal sustitutiva, las mujeres van buscando alternativas naturales para sobrellevar esta etapa de la vida. Entre los síntomas de la menopausia citaremos sofocos, irregularidad en los periodos, sequedad vaginal, dolor en articulaciones, insomnio, jaquecas y depresión. Afortunadamente, para la mayoría de síntomas existe una solución nutritiva o a base de plantas.

Los hombres también viven la menopausia

Al hacerse mayores, los hombres experimentan un descenso en sus niveles de testosterona y algunos incluso pasan por una «menopausia masculina», conocida también como andropausia. Entre sus síntomas cabe citar fatiga, depresión, bajo rendimiento sexual, redistribución del peso corporal y aumento de éste. Puede aliviarlos una dieta óptima y un programa de suplementos, sobre todo es importante limitar las fuentes de estrógenos ambientales (ver página 45), capaces de alterar el equilibrio hormonal masculino. Resulta asimismo de ayuda algún suplemento que fomente la producción de testosterona: lo ideal sería un compuesto a base de zinc, vitamina E, ginseng, palmito o sabal y ciruelo africano.

Equilibrar los niveles de azúcar en la sangre: cuando no existe equilibrio en los niveles de azúcar en la sangre, es más probable que se sufra fatiga, irritabilidad, depresión y sofocos. La mejor forma de combatir estos síntomas es la de seguir una dieta nutritiva óptima, establecer un equilibrio entre hidratos de carbono con bajo contenido en GL y proteínas (ver capítulo 7).

Aumentar el consumo de vitaminas C y E: La vitamina C contribuye en el trabajo hormonal, por consiguiente, cuando sus niveles son reducidos, será de ayuda tomar uno o dos gramos de vitamina C (en especial de alguna fuente rica en bioflavonoides). La vitamina E constituye también una buena ayuda hormonal. Una ingestión diaria de 600 mg puede aliviar la sequedad vaginal, aunque tarda como mínimo un mes en surtir efecto.

Tomar más soja: el consumo regular de soja (en forma de tofu, leche o sopa de miso, por ejemplo) puede ayudar a aliviar los sofocos. Es bueno tomar soja en días alternos.

Incrementar el consumo de grasas esenciales: si bien existen pocos estudios sobre los efectos terapéuticos de las grasas esenciales en la menopausia, las semillas son tan vitales para el equilibrio hormonal que recomiendo tomar a diario las de lino, girasol y calabaza y como suplemento, 500 mg de EPA/DPA/DHA y 100 mg de GLA.

Vitex agnus-castus: Planta, denominada también agnocasto o sauzgatillo, importante equilibradora hormonal, efectiva en especial par el alivio de los sofocos y otros síntomas menopáusicos. Las dosis recomendadas oscilan entre 20 y 40 mg al día.

Actividad física: se ha demostrado que el ejercicio vigoroso reduce los sofocos y que el yoga alivia los síntomas menopáusicos.

Maximizar la fertilidad

Una de cada cuatro parejas padece algún grado de esterilidad. Si bien es cierto que empiezan a extenderse en algunos países los tratamientos para la fertilidad, como la fecundación in vitro, en la seguridad social, las probabilidades de éxito se sitúan en una media de un 21%. La parte positiva es que un buen planteamiento nutritivo –en el que se identifiquen los problemas tanto del hombre como de la mujer e intenten corregirse a través de programas de nutrición personalizados– arroja un índice de éxito de un 78%. Con ello se consiguen además embarazos más sanos y bebés sin problemas de salud.

El acierto en la concepción depende de muchos factores, algunos psicológicos, otros físicos o nutricionales. Un buen punto de partida es la reducción del estrés y seguir una dieta alimentaria óptima, junto con un programa de suplementos. Tanto el hombre como la mujer necesitan zinc, vitamina B_6 y grasas esenciales para desarrollar óvulos sanos o un esperma de calidad. En el hombre, el cromo ayuda a obtener un mejor resultado en el recuento espermático. Un mayor consumo de nutrientes antioxidantes puede proteger contra posibles defectos genéticos en el óvulo o el esperma, y para los hombres, la vitamina C es especialmente indicada par mejorar el recuento espermático y la calidad del esperma. (Para más información sobre fuentes alimentarias sobre estos nutrientes, ver *Datos específicos sobre nutrientes.*) Además de aumentar el consumo de nutrientes beneficiosos, es también clave evitar los antinutrientes. Nos referimos a alcohol, cafeína, tabaco, medicamentos y contacto con productos químicos, ya sea en casa o en el trabajo, pues los estudios han demostrado que reducen la fertilidad en ambos sexos.

Resumen

Las hormonas se relacionan entre sí, por tanto, para equilibrarlas trabajaremos para potenciar la función óptima en los campos clave: tiroides, hormonas del estrés y sexuales.

- Comprobaremos el funcionamiento de la tiroides por medio de una prueba de la temperatura, y tomaremos suplementos de tirosina, yodo, zinc y selenio, caso de que no responda bien (ver *Guía de suplementos,* en la que se recomiendan fórmulas). Es importante también que nuestro médico nos prescriba un análisis de sangre.
- Limitaremos los estimulantes, como café, té, chocolate, azúcar y tabaco.
- No debemos permitir que el estrés se convierta en un hábito en nuestra vida. !Identificaremos las causas de las tensiones y planificaremos unos cambios positivos en nuestras circunstancias y en la forma en que reaccionamos ante ellas.
- Mantendremos un bajísimo consumo de grasas animales y tomaremos más soja, legumbres y semillas.
- Escogeremos, siempre que sea posible, verduras y carne ecológicas para reducir el contacto con pesticidas y hormonas.
- No tomaremos alimentos grasos que hayan permanecido envueltos en papel film (utilizaremos en lugar de ello papel encerado).
- Tomaremos suficiente cantidad de grasas esenciales a partir de semillas, de sus aceites o bien de suplementos a base de aceite de onagra o de borraja (omega-6) y aceite de pescado (omega-3).

- Nos aseguraremos de que nuestro programa de suplementos incluya unos niveles óptimos de vitaminas B_3 y B_6, magnesio y zinc.

- Quienes padezcan el síndrome premenstrual o síntomas menopáusicos pueden plantearse tomar un suplemento no perjudicial par las hormonas o a base de plantas (ver *Guía de suplementos*).

- Quienes padezcan síntomas de andropausia o problemas de próstata pueden tomar suplementos a base de sabal y ciruelo africano.

11. Desintoxicación y reducción de la inflamación

Cuestionario sobre desintoxicación

☐ ¿Sufrimos a menudo dolores de cabeza o migrañas?

☐ ¿Notamos a menudo picor, secreción excesiva, hinchazón o rojez en los ojos o bien los párpados pegajosos?

☐ ¿Tenemos a menudo ojeras?

☐ ¿Notamos a veces picor, dolor, infecciones, supuraciones o zumbidos en los oídos?

☐ ¿Tenemos a menudo exceso de mucosidad, la nariz tapada o sinusitis?

☐ ¿Tenemos acné, sarpullidos o urticaria?

☐ ¿Sudamos mucho y nuestro cuerpo emite un intenso olor?

☐ ¿Padecemos a veces dolores en las articulaciones o musculares?

☐ ¿Nos cuesta perder peso?

☐ ¿A menudo sentimos una necesidad urgente de a orinar?

☐ ¿Sufrimos náuseas o vómitos?

☐ ¿Notamos un sabor amargo en la boca o la lengua pastosa a menudo?

☐ ¿El alcohol nos produce una fuerte reacción?

☐ ¿Padecemos hinchazón?

☐ ¿El café nos produce malestar o nerviosismo?

Puntuación ☐

0-3 respuestas positivas	4-6 respuestas positivas	Más de 7 respuestas positivas
No es probable que suframos un problema importante de toxicidad, pero aun así, podemos beneficiarnos de una breve desintoxicación para hacer una limpieza general en nuestro cuerpo.	Empezamos a mostrar síntomas de desintoxicación deficiente y tenemos que mejorar nuestro potencial en este sentido con una dieta más limpia.	Nuestro cuerpo se queja: realmente sacaríamos partido de la mejora de nuestro propio potencial de desintoxicación y de la eliminación de las fuentes de toxinas en nuestra vida cotidiana.

La desintoxicación es esencial para la salud

Escoger los alimentos adecuados constituye una cara de la medalla de la salud óptima y fomentar la desintoxicación, la otra. Es esencial que el hígado, órgano principal para la desintoxicación, funcione bien para que nos sintamos a gusto, tengamos buen aspecto y frenemos nuestro índice de envejecimiento. Un hígado con las funciones alteradas puede ser la causa de cualquier trastorno alérgico, inflamatorio o metabólico, en lo que se incluyen eczemas, asma, fatiga crónica infecciones recurrentes, inflamaciones intestinales, esclerosis múltiple, artritis reumatoide y desequilibrios hormonales. El cerebro también se ve afectado si el hígado no desintoxica de forma efectiva: autismo, esquizofrenia, ansiedad, depresión y pérdida de memoria son dolencias relacionadas con un mal funcionamiento hepático.

Pero es importante tener en cuenta que con una dieta adecuada, un estilo de vida y unos suplementos correctos puede restablecerse y mantenerse una función hepática correcta. (Podemos recurrir al test que se incluye Recursos para descubrir si nuestro hígado realmente da la talla.)

Cómo lleva a cabo el cuerpo la desintoxicación

Desde la perspectiva química, una parte importante de lo que entra en el cuerpo se relaciona con sustancias que se descomponen, se acumulan o se transforman. Más de un 80% de estos procesos involucra la desintoxicación de sustancias posiblemente nocivas. Casi todos estos procesos los lleva a cabo el hígado, que constituye una especie de «cámara de compensación», capaz de identificar millones de alimentos tóxicos y transformarlos en algo inocuo o prepararnos para su eliminación. Es el cerebro químico del cuerpo: recicla, regenera y desintoxica para el mantenimiento de nuestra salud.

Nuestro hígado, además de abordar las cuestiones de las toxinas procedentes de la comida que ingerimos o el aire que respiramos, se ocupa de otros muchos procesos que se llevan a cabo en las funciones esenciales del interior de nuestro cuerpo. Hay que tener en cuenta que la creación de energía, la digestión de los alimentos y la nueva creación de tejidos, por ejemplo, son procesos que generan toxinas.

¿Cuál es nuestra carga tóxica?

☐ ¿La mitad de los alimentos que tomamos no ha sido producida ecológicamente?

☐ ¿Nos pasamos una hora al día en medio del tráfico?

☐ ¿Vivimos en una ciudad?

☐ ¿Fumamos o vivimos con fumadores?

☐ ¿Tomamos a menudo fritos en las comidas?

☐ ¿Comemos carne no ecológica o pescado de gran tamaño, como atún o pez espada?

☐ ¿La mayor parte de lo que comemos o bebemos está en contacto con papel film?

☐ ¿Nos tomamos más de veinte analgésicos en un año?

☐ ¿Tomamos como mínimo una tanda de antibióticos al año?

☐ ¿Tomamos alcohol casi todos los días?

Sumaremos 1 punto por cada respuesta positiva

El resultado ideal es un 0. Si sumamos 5 o más, es probable que tomemos una cantidad importante de toxinas. Cualquier repuesta positiva pone de relieve una parte de nuestra dieta o estilo de vida que exige una atención. Para contrarrestar los puntos que no pueden evitarse (vivir en la ciudad, por ejemplo), nos aseguraremos de que nuestro cuerpo recibe los suplementos desintoxicantes adecuados (ver página siguiente).

El desarme de las toxinas

El hígado desintoxica las sustancias, modificándolas, a fin de que pasen a ser inofensivas. A este proceso se le llama conjugación y exige para su funcionamiento efectivo una adecuada provisión de nutrientes. Entre éstos encontramos antioxidantes, como las vitaminas A, C y E; alimentos que contienen azufre, como la cebolla, el ajo y el puerro; y crucíferas (brécol, coliflor, col rizada, repollo y coles de Bruselas), que contienen una familia de nutrientes denominados glucosinolatos. También es importante asegurar que el cuerpo no presente un exceso de acidez, pues experimentaría dificultades a la hora de desintoxicarse; así pues, si se toma una cantidad adecuada de fruta y verdura frescas se conseguirán tanto los minerales alcalinos como los nutrientes antioxidantes.

Entre las sustancias que alteran el adecuado funcionamiento del hígado puede citarse la cafeína, el alcohol, las drogas, los medicamentos, la píldora anticonceptiva, las terapias de sustitución hormonal, los contaminantes industriales, el humo del tabaco, el de los tubos de escape, las dietas con alto contenido en proteínas, los fertilizantes en los alimentos que tomamos, los gases que despiden las pinturas, las grasas saturadas, las hormonas esteroides y la carne o el pescado asados con carbón. Ni que decir tiene que deberíamos evitar todo ello en la medida que podamos y reducir al mínimo nuestro contacto con el resto.

Suplementos desintoxicantes

Es importante asegurarnos de que nuestro programa diario de suplementos contenga unas cantidades significativas de antioxidantes desintoxicantes, sobre todo las personas mayores, las que viven en una ciudad contaminada o no pueden evitar el contacto con ciertos oxidantes (aunque sigan un régimen desintoxicante). La mejor forma de conseguirlo es la de iniciar un programa de suplementos antioxidantes global, además de un correcto complejo multivitamínico y mineral. Las marcas con más prestigio comercializan preparados que contienen una combinación de los nutrientes que presentamos a continuación. La ingestión total suplementaria (que puede proceder en parte de un multivitamínico y de una dosis extra de vitamina C) a la que hay que tender es la siguiente:

Vitamina A (retinol/ betacaroteno)	De 1.000 mcg RE (3.333 UI) a 6.000 mcg RE (2.000 UI)
Glutatión (reducido) o NAC	De 25 mg a 75 mg
Vitamina E	De 66 mg (100 UI) a 330 mg (500 UI)
Vitamina C	De 1.000 a 3.000 mg
CoQ10	De 10 mg a 50 mg
Ácido lipoico	De 10 mg a 50 mg
Fuente de antocianidina	De 50 mg a 250 mg
o resveratrol	De 10 mg a 20 mg
Selenio	De 30 mcg a 100 mcg
Zinc	De10 mg a 20 mg

Existen otros suplementos que constituyen realmente una ayuda en la desintoxicación. El MSM (metilsulfonilmetano) –una forma de azufre– resulta especialmente útil para el hígado. El aloe vera es también un tónico extraordinario que estimula los procesos de limpieza del aparato digestivo (ver página 207).

Plan de desintoxicación de nueve días

A lo largo de los siglos, los expertos en el campo de la salud han ensalzado las virtudes de llevar a cabo una limpieza general en el cuerpo. De la misma forma que de vez en cuando necesitamos unas vacaciones, nuestro cuerpo también agradece un descanso. Éste se consigue dejando alimentos y sustancias que aumenten nuestra carga tóxica (alcohol, estimulantes, alimentos refinados, por ejemplo) e incrementando al tiempo los niveles de los demás nutrientes que permiten al cuerpo curarse y rejuvenecerse. Si seguimos este plan durante una semana todos los años notaremos un cambio importante en nuestros niveles de energía.

Tomar en abundancia

- **Fruta:** entre las más indicadas y con un elevado potencial desintoxicante citaremos albaricoques, todo tipo de bayas, melón cantaloupe, cítricos, kiwi, papaya, melocotón, mango, melón y uva negra.
- **Verduras y hortalizas:** entre las especialmente indicadas para la desintoxicación encontramos alcachofas, pimientos, remolacha, coles de Bruselas, brécol, col lombarda, zanahoria, coliflor, pepino, col rizada, calabaza, espinacas, boniatos, tomate, berros, judía verde y semillas germinadas.

Comer con moderación

- **Cereales:** arroz integral, maíz, mijo, quinua, como máximo dos veces al día.
- **Pescado:** salmón, caballa, sardinas, anchoas, trucha, como máximo una vez al día.
- **Aceites:** utilizaremos aceite de oliva virgen extra para cocinar y como sustituto de la mantequilla, y aceite de semillas prensadas en frío para aliñar ensaladas.
- **Frutos secos y semillas:** incluiremos un puñado de frutos secos y semillas, crudos, sin sal, al día; entre los más adecuados, almendras, coquitos del Brasil, avellanas, pacanas, pipas de calabaza, pipas de girasol, semillas de sésamo y de lino.

- **Patatas y plátanos:** limitaremos el consumo a una porción/una pieza a días alternos.

Evitaremos

- **Todos los derivados de la harina:** como pan, galletas, cereales, pasta.
- **Carne y productos lácteos** (incluyendo leche, queso, mantequilla).
- **Sal,** y todos los alimentos que la contengan.
- **Grasas perjudiciales:** fritos y cualquier alimento que contenga grasas hidrogenadas.
- **Aditivos artificiales:** edulcorantes, aromatizantes y conservantes.
- **Fruta seca.**

  - Empezaremos la desintoxicación durante un fin de semana o en una época en que no estemos muy atareados.
  - Llevaremos a cabo un ejercicio enérgico (caminar o ir en bici, por ejemplo) como mínimo durante 25 minutos al día, a ser posible disfrutando de la luz natural.
  - Beberemos como mínimo dos litros de agua al día: purificada, destilada, filtrada o embotellada. Pueden beberse también infusiones de plantas o de raíz de diente de león (excelente para el hígado).
  - Tomaremos un cuarto de litro de zumo de frutas o de verduras al día: o bien zanahoria y manzana (puede adquirirse por separado y combinarse con una tercera parte de agua) con jengibre rallado, o zumo de sandía. La carne de la sandía posee un alto contenido en betacaroteno y vitamina C. Sus semillas contienen vitamina E, zinc y selenio, antioxidantes de gran eficacia. Podemos preparar un excelente cóctel antioxidante licuando su carne y sus semillas.
  - Tomaremos como suplemento dos tipos de multivitaminas/minerales, dos gramos de vitamina C, dos complejos antioxidan-

tes y dos gramos MSM todos los días. También un poco de jugo de aloe vera.

No debe preocuparnos si nos sentirnos algo peor durante un par de días, pues luego mejorará nuestro estado general. Sobre todo si eliminamos los alimentos a los que somos alérgicos o dependientes.

La desintoxicación deficiente conduce a la inflamación

Si padecemos alguna enfermedad inflamatoria –asma, artritis, eczema, dermatitis o cualquier otra que termine en «itis»–, nuestro cuerpo está accionando una alarma. Se trata básicamente de que nuestra carga tóxica domina el sistema. La inflamación puede ir acompañada de dolor o irritación; es por ello que las personas acaban tomando medicamentos, normalmente empezando por los analgésicos o esteroides y pasando posteriormente a los antibióticos cuando se desencadena la infección. Los medicamentos tratan los síntomas, pero no las causas: en efecto, suelen agravar la causa al irritar el intestino y hacer sus paredes más permeables, lo que consiguen en realidad los medicamentos antiinflamatorios no esteroides y los antibióticos. Ello significa que entra en el cuerpo más porquería, que sobrecarga las vías de desintoxicación (además de desencadenar alergias alimentarias, ver página 76). Muchos medicamentos, como el paracetamol, son a su vez toxinas y ponen gravemente a prueba el hígado. Tenemos como resultado un exceso de carga que va en aumento en los sistemas corporales, lo que atrae más enfermedades serias y más infecciones.

Analgésicos naturales

Para evitar los perjuicios de la medicación farmacéutica podemos plantearnos la alternativa de los antiinflamatorios naturales.

El dilema de la medicación

Muchos medicamentos (como los analgésicos o antiinflamatorios) eliminan la respuesta natural del cuerpo ante una señal de alarma. En vez de solucionar el problema subyacente, tomamos medicación para eliminar los síntomas. Ésta actúa en el cuerpo como lo hacen las toxinas y puede llegar a debilitar los sistemas digestivo e inmunológico, que contribuyen en un mayor deterioro de la salud. ¡Como consecuencia de ello, necesitamos otro medicamento para contrarrestar los síntomas del primero! Y nos metemos en una espiral descendente.

100 % Salud

Nutrición subóptima

75 % Salud
infecciones, jaquecas, fatiga

Antibióticos/analgésicos ocasionales

50 % Salud
sobrecarga tóxica, alergias, inflamación

**Ingestión regular de medicamentos antiinflamatorios,
más antibióticos/analgésicos**

25 % Salud
inicio de enfermedades degenerativas: artritis, infarto, cáncer,
diabetes, depresión y demencia

**Dependencia respecto a la medicación: medicamentos contra la diabetes,
quimioterapia, pastillas para la tensión sanguínea, antiinflamatorios,
analgésicos**

Muerte

- **Aceites de pescado omega-3:** En el cuerpo se convierten en sustancias antiinflamatorias. En pruebas realizadas se ha demostrado que reducen la inflación producida por el eczema, el asma o la artritis. Una cantidad efectiva es la equivalente a 1.000 mg de EPA, DPA y DHA al día, lo que significa entre dos y tres cápsulas.

- **Cúrcuma:** Una especia de color amarillo brillante que contiene el compuesto activo curcumina, con una serie de virtudes antiinflamatorias. En las pruebas en las que se ha administrado a pacientes con artritis ha demostrado una efectividad similar a la de los medicamentos antiinflamatorios, sin sus efectos secundarios. Tomaremos unos 500 mg entre una y tres veces al día.

- **Boswellia:** Procedente del árbol del incienso, es un antiinflamatorio natural muy efectivo que reduce las inflamaciones en las articulaciones, restablece y mejora la sangre que lleva a las articulaciones inflamadas, alivia el dolor, consigue un aumento de la movilidad y previene o frena la rotura del cartílago. Se comercializa en tabletas y en forma de crema: la dosis ideal está entre los 200 y 400 mg, entre una y tres veces al día; las cremas resultan especialmente indicadas para el tratamiento de la inflamación localizada.

- **Ashwagandha:** Planta ayurvédica tradicional que contiene un poderoso antiinflamatorio natural denominado *withanolides*, que ha demostrado ser el doble de efectivo que la hidrocortisona. Probaremos con 1.000 mg al día de la raíz de esta planta, que nos aportará un 1,5% de *withanolides*.

- **IsoOxygene:** Uno de los analgésicos naturales más eficaces, el extracto de lúpulo. Surte los mismos efectos que los analgésicos de farmacia, pero no lleva asociados los problemas intestinales. Se tomarán uno 1.500 mg diarios.

- **Jengibre:** Además de antiinflamatorio, presenta un alto contenido en antioxidantes. Se tomarán 500-2.000 mg al día como suplemento en forma de tableta o un trozo de un centímetro de grosor de jengibre fresco cada día.

- **Polifenoles:** Antioxidantes que se encuentran en el té verde, la piel de la uva y la cebolla, y en muy alto contenido en las aceitunas (en este caso, la sustancia activa se denomina hidroxitirosol). Probaremos con 400 mg al día.

- **MSM:** Sigla que corresponde al metilsulfonilmetano y constituye una fuente de azufre mineral esencial. El azufre está implicado en múltiples funciones clave para el organismo, como el control del dolor, la inflamación, la desintoxicación y la creación de tejidos. Se están obteniendo excelentes resultados también en el alivio del dolor y de la artritis con unos suplementos de alrededor de tres gramos de MSM al día.

Podemos encontrar muchos de estos nutrientes combinados en un solo preparado. Ver *Guía de suplementos* (página 207)

Resumen

Nuestro cuerpo trabaja constantemente par librarse de las toxinas con las que tropezamos y las que creamos a partir de funciones cotidianas, como la respiración y la digestión. El apoyo al hígado –el principal órgano para la desintoxicación– es básico para gozar de buena salud.

- Intentaremos reducir la carga tóxica del cuerpo limitando el consumo de alcohol, cafeína, hidratos de carbono y azúcar.
- Evitaremos también las drogas, los medicamentos (dentro de lo posible), el tabaco y la contaminación y tomaremos alimentos ecológicos siempre que esté en nuestra mano.
- Filtraremos el agua de la bebida.
- Aumentaremos el consumo de fruta y verdura frescas y nos plantearemos el apoyo de los suplementos de nutrientes antioxidantes.
- Una vez al año, seguiremos un programa de una semana de desintoxicación para dar un respiro al cuerpo.
- Quienes sufran una enfermedad inflamatoria, abordarán en primer lugar su causa y optarán por los antiinflamatorios naturales en lugar de los medicamentos.

12. Para mejorar el estado de ánimo, la memoria y la concentración

Cuestionario sobre estado de ánimo y memoria

- [ ] ¿Notamos un deterioro en la memoria?
- [ ] ¿Nos cuesta concentrarnos y a menudo nos sentimos confundidos?

- [ ] ¿Nos deprimimos a menudo?

- [ ] ¿Sentimos muchas veces nerviosismo o nos despertamos ansiosos?

- [ ] ¿El estrés nos produce una sensación de agotamiento?

- [ ] ¿Sufrimos muchos cambios de humor y nos enojamos o irritamos con facilidad?

- [ ] ¿Nos falta motivación?

- [ ] ¿A veces creemos que vamos a enloquecer?

- [ ] ¿Padecemos insomnio?

- [ ] ¿Experimentamos percepciones erróneas, en las que las cosas no nos parecen correctas a la vista o al oído o nos sentimos distantes o desconectados?

- [ ] ¿A veces la mente se nos pone en blanco?

- [ ] ¿A menudo recordamos cosas del pasado pero hemos olvidado lo que hicimos ayer?

- [ ] ¿Nos despertamos de madrugada?

- [ ] ¿Somos propensas a la tensión premenstrual?

- [ ] ¿Empeora considerablemente nuestro estado de ánimo en invierno?

Puntuación [ ]

0-3 respuestas positivas	4-6 respuestas positivas	Más de 7 respuestas positivas
No parece que tengamos problemas en cuanto a estado de ánimo o memoria, lo que no garantiza que no vayamos a tenerlos en el futuro. Vamos a seguir un programa de nutrición óptima como previsión.	Empiezan a manifestarse síntomas de reducción de memoria o de empeoramiento del estado de ánimo. Identificaremos los puntos clave y nos centraremos en la mejora en este campo.	Nuestra mente y nuestro estado de ánimo acusan el estrés, de forma que tendremos que identificar lo que lo causa y eliminarlo, al tiempo que incrementamos el consumo de los alimentos pertinentes.

Para mejorar la inteligencia, la memoria y el estado de ánimo

Nuestro coeficiente intelectual, nuestro estado de ánimo y nuestra memoria no son factores predeterminados sobre los que no poseemos control alguno. Como ocurre en el resto del cuerpo, podemos dar algún paso para aumentar la salud de nuestro cerebro y así mejorar el coeficiente intelectual, el estado de ánimo y la memoria.

Nuestro cerebro y nuestro sistema nervioso están formados por una extraordinaria red de células denominadas neuronas. Cada una de éstas puede formar decenas de miles de conexiones con otras neuronas. Con ello se crea una enorme red en la que se incluye todo lo que sabemos y lo que sentimos. Cuando aprendemos cosas nuevas, establecemos unas nuevas conexiones que en realidad cambian el «cableado» de nuestro cerebro. De la misma forma que las hormonas transmiten mensajes al cuerpo, unos elementos químicos llamados neurotransmisores llevan los mensajes al cerebro. La serotonina, por ejemplo, es el neurotransmisor que hace que nos sintamos felices. Tanto el cerebro como los neurotransmisores están hechos a base de nutrientes. Por consiguiente, lo que comemos y bebemos tiene un fuerte impacto en el funcionamiento de nuestro cerebro y en nuestro estado de ánimo.

¡Vaya cabezón!

Si prescindimos del agua, encontramos que nuestro cerebro está constituido por un 60% de grasa. Por ello, las grasas esenciales son tan importantes para la función mental. Hemos leído montones de artículos en los periódicos en los que se explicaba que administrando aceites de pescado (ricos en grasas omega-3) a los niños, mejoraba su concentración y comportamiento. Muchos estudios científicos confirman que una ingestión correcta de estas grasas consigue una mejora en el estado de ánimo y un aumento de la inteligencia en cualquier edad, además de reducir las actitudes agresivas. La administración de grasas omega-3 a las personas que sufren depresión, puede afectar más positivamente en su estado de ánimo que los medicamentos antidepresivos.

Los nutrientes son los que están al timón de nuestro cerebro

Los neurotransmisores están compuestos por proteínas, por consiguiente, para nuestra estabilidad, para mantenernos felices y motivados es importante asegurar una ingestión correcta de éstas en nuestra dieta. El funcionamiento del cerebro depende también de las vitaminas y de los minerales. Sin ellos, resulta imposible convertir las proteínas en neurotransmisores o las grasas en células cerebrales. Una digestión óptima de vitaminas y minerales nos ayuda a pensar con mayor rapidez y a concentrarnos durante más tiempo. En un estudio, promovido por Gwillym Roberts, nutricionista del Institute for Optimum Nutrition, se demostró que al suministrar un suplemento a base de vitaminas y minerales a unos niños en edad escolar se conseguía un aumento de siete puntos en los resultados de los tests sobre coeficiente intelectual. En la gente mayor, por otro lado, los suplementos a base de vitamina B mejoran significativamente la memoria.

Los aceites de pescado estimulan la memoria

El aceite de pescado tiene un alto contenido en grasas omega-3, beneficiosas para la función cerebral, pero además contiene otra importante familia de nutrientes para el cerebro: los fosfolípidos. Puede que el fosfolípido más importante sea el denominado fosfatidilcolina. Éste proporciona al cerebro los nutrientes necesarios para fabricar un neurotransmisor llamado acetilcolina, vital para la memoria. Si no poseemos una cantidad suficiente de este neurotransmisor, podemos sufrir déficit de memoria, aletargamiento, podemos soñar menos y tener la boca más seca. Se cree que una de las mayores causas de la demencia senil, que afecta a una de cada siete personas de más de 75 años, es la deficiencia de acetilcolina. Afortunadamente, podemos incrementar los niveles de nuestro cuerpo tomando colina con vitamina B$_5$, que intensifica su acción. Estos nutrientes ingeridos globalmente han demostrado su efectividad en la mejora de la memoria y del rendimiento mental. La mejor fuente de suplemento del fosfatidilcolina es la lecitina, sustancia que interviene también en la digestión de las grasas. Podemos adquirirla en cápsulas o en forma de granulado, que se espolvorea sobre los alimentos. De todas formas, no todas las lecitinas son iguales. Leeremos la etiqueta del producto para asegurarnos de que contiene más de un 30% de fosfatidilcolina. La dosis recomendada es la de 1 cucharada sopera al día.

El agotamiento del cerebro

De la misma forma que los nutrientes pueden mejorar la función mental, los antinutrientes consiguen el resultado contrario. Un buen ejemplo de ello es la cafeína. El café, del que se dice que aumenta la concentración, en realidad la disminuye. Una serie de estudios han demostrado que con cafeína disminuye la capacidad de recordar una lista de palabras. Además, si se combina cafeína y alcohol se frena el tiempo de reacción y, según un estudio concreto, las personas que habían mezclado ambas sustancias se embriagaron más que las que ingirieron sólo alcohol. La cafeína se encuentra en el café, el té, el chocolate y los refrescos y colas que la contienen.

Una dieta con un alto contenido en azúcar e hidratos de carbono refinados constituye otro factor que reduce la inteligencia. Unos investigadores del Massachussets Institute of Technology descubrieron que a ma-

Los nutrientes pueden curar la depresión

La depresión puede ser debida a una serie de causas, pero en muchos casos, un plan de nutrición óptima puede aliviar de manera sorprendente esta enfermedad, así como otras alteraciones mentales. Los médicos suelen recetar antidepresivos, pero estos medicamentos no solucionan el problema subyacente, es más, entre quienes los toman, más de la mitad sufren sus efectos secundarios. Los aminoácidos (los componentes básicos de las proteínas), las grasas esenciales, las vitaminas y los minerales son capaces de proporcionar la materia prima para que el cerebro recupere el equilibrio sin ningún efecto adverso. Medicamentos como el Prozac, por ejemplo, ayudan a incrementar los niveles de serotonina, el neurotransmisor de la felicidad. Ahora bien, los índices de suicidio entre las personas que toman Prozac se duplican. El nutriente denominado 5-HTP, del que se extrae la serotonina, funciona mejor que los antidepresivos y sin efectos secundarios peligrosos. Este nutriente ayuda además a frenar el ansia de tomar dulces. Otros estudios han demostrado la mayor efectividad de los aceites de pescado respecto a los antidepresivos.

Si nos sentimos decaídos, podemos probar un suplemento a base de 100 mg de 5-HTP[1] dos veces al día, además de entre 1.000 g y 2.000 g de aceite de pescado omega-3 y un buen multivitamínico con minerales diario. Si nos falta dinamismo y motivación, en lugar de 5-HTP, tomaremos 500 mg de tirosina dos veces al día. Se trata de un aminoácido que aumenta los niveles de la dopamina, neurotransmisor de la motivación. Consultaremos también el libro del autor *Nutrición óptima para la mente* para descubrir otros posibles factores, entre los que se encuentran cuestiones como toxicidad, alergias, problemas de tiroides y desequilibrios bioquímicos que pueden constituir también un factor de depresión, así como otros muchos problemas de salud mental.

---

1. No hay que tomar 5-HTP si se está tomando medicación antidepresiva.

yor ingestión, menor coeficiente intelectual. En efecto, la diferencia entre los que ingerían grandes cantidades de azúcar y los que tomaban cantidades menores se situó en 25 puntos. El azúcar tiene también su papel en las conductas agresivas, la ansiedad, la hiperactividad, el déficit de atención, la depresión, los problemas relacionados con la comida, la fatiga, las dificultades de aprendizaje y el síndrome premenstrual.

Los metales tóxicos, como el plomo, el mercurio, el cadmio y el aluminio –presentes en el medio ambiente, en algunas aguas del grifo y en el humo del tabaco– pueden acumularse en el cerebro y se ha demostrado que tienen sus efectos en la salud mental. Por tanto, la reducción al mínimo de la contaminación –incluimos aquí no fumar, tomar agua de calidad, pura o filtrada y evitar el uso del papel de aluminio o de los utensilios fabricados con este metal– constituye un paso prudente para la protección de nuestro cerebro.

Por fin, el estrés puede hacer estragos en nuestra función cerebral y afectar a nuestro estado de ánimo. Quienes vivan normalmente situaciones de tensión deben intentar reducirlas y buscar la forma de solucionarlas (ver recuadro en página 95).

Resumen

Nuestra función cerebral –en la que se incluye el coeficiente intelectual, el estado de ánimo y la memoria– se basa en una correcta provisión de los nutrientes adecuados para funcionar de forma efectiva. Si seguimos una dieta de nutrición óptima habremos ganado ya mucho en este terreno. Pero quienes quieran mejorar su inteligencia, memoria o estado de ánimo, deberían plantearse también:

- Reducir la ingestión de estimulantes, como café, té, chocolate y cola, así como de azúcar y productos refinados.
- Reducir al mínimo el contacto con contaminantes y tabaco.
- Asegurarse de contar con un «buen engrase», a base de consumo regular de pescado, semillas y sus aceites o suplementos de

grasas esenciales. Pueden tomar también huevos con alto contenido en omega-3.

- Procurar conseguir una nutrición óptima a través de la dieta y tomando un suplemento multivitamínico y mineral a dosis elevadas.

- Reducir el estrés y llevar a cabo cambios positivos en las circunstancias personales y en la forma de reaccionar ante situaciones tensas.

- Para mejorar la memoria, se tomará como suplemento un complejo extra de vitamina B, que contenga 50 mg de B_5 y además una cucharada sopera de granulado de lecitina (o cápsulas con la cantidad equivalente); se escogerá una marca con más de un 30% de fosfatidilcolina.

- Para mejorar el estado de ánimo, un suplemento de 100 mg de 5-HTP[1] dos veces al día, además de entre 1.000 mg y 2.000 mg de aceite de pescado omega-3

- Para conseguir más dinamismo y motivación se tomará un suplemento de 500 mg de tirosina dos veces al día.

---

1. No hay que tomar 5-HTP si se está tomando medicación antidepresiva.

Tercera parte

Nutrición óptima para la vida

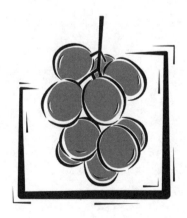

13. Buenos alimentos para todos los días

Son muchas las compensaciones que nos ofrece seguir una dieta que fomente nuestra salud en lugar de deteriorarla: mayor energía, una piel radiante, una mayor agudeza mental, mejor estado de ánimo, digestión sin problemas, menos enfermedades. Como se ha visto en la primera y la segunda parte, los alimentos nos proporcionan las materias primas de las que se compone nuestro cuerpo, por ello es lógico escoger variedades ricas en nutrientes

En la primera parte hemos estudiado los mejores tipos de hidratos de carbono, proteínas y grasas para consumir. En el capítulo 7 hemos introducido la idea de equilibrar estos grupos de alimentos para tener compensado el azúcar en la sangre, con lo que se estabiliza nuestra energía y conseguimos y mantenemos el peso ideal. Ahora juntaremos la información y buscaremos ideas para organizar nuestra alimentación cotidiano: desde que nos levantamos hasta que nos acostamos.

Alimentos frescos e integrales, en vez de preparados en procesos industriales precocinados; hay que hacer un pequeño esfuerzo y preparar la comida en lugar de meter la bandeja del supermercado en el horno. Cabe señalar que podemos comer bien, alimentos sencillos y prepararlos con rapidez sin invertir más tiempo del que dedicamos a la compra semanal.

Siguiendo los principios de una alimentación con bajo contenido glucémico, que se han explicado en el capítulo 7, disponemos ya de una pauta sencilla para las comidas. Con ello nos aseguramos un buen equilibrio entre proteínas, hidratos de carbono de emisión lenta y una cantidad generosa de verduras y frutas frescas (ver la ilustración de la página 128).

Algunos prefieren seguir recetas específicas, de forma que si las ideas expuestas nos estimulan el apetito, podemos consultar algunos de los excelentes libros de cocina que se encuentran en las librerías para una mayor inspiración.

Nunca hay que saltarse el desayuno

Se trata de la comida más importante del día, pues, como sugiere su nombre, «des-ayuno», rompemos el ayuno de la noche. Muchas personas han permanecido entre 10 y 12 horas sin comer, por tanto, su cuerpo necesita repostar para empezar el día con energía. Quien empiece con hidratos de carbono de emisión rápida (por ejemplo, una rebanada de pan blanco tostada con mermelada) o estimulantes (un café) para ponerse en funcionamiento, a media mañana habrá agotado la energía. Por consiguiente, habrá que empezar el día con hidratos de carbono de emisión lenta y equilibrarlos con algunas proteínas. Por ejemplo:

- Un cuenco de copos de avena (con leche de vaca o de soja, en frío o hervidos como gachas; la leche es optativa, puesto que los copos de avena son ya de por si cremosos), 110 gramos de frutas del bosque (podemos encontrarlas congeladas en los supermercados) y tal vez un pequeño yogur natural vivo (vaca, cabra, oveja o soja).
- Un energético licuado de fruta preparado con una cucharada de mezcla de semillas (calabaza, girasol, sésamo y lino), 150 gramos de yogur natural vivo o de soja y un buen puñado de fruta troceada (ciruelas, frutas del bosque, manzana, pera, por ejemplo).
- Un batido preparado con una cucharada de Get Up & Go (ver *Recursos*), un cuarto de litro de leche (soja o arroz), frutas del

bosque o medio plátano y una cucharada de postre de semillas variadas.

- Una pequeña ración de muesli sin azúcar con 200 mililitros de leche (vaca, cabra, soja o arroz).
- Un cuenco de macedonia con un puñado de pipas (calabaza, girasol) y un pequeño yogur natural vivo.
- Dos finas rebanadas de pan tostado de centeno, espelta o harina de trigo integral, o bien tres tortitas rústicas de avena con dos huevos (duros, escalfados o revueltos). Se añadirá un poco de salmón ahumado y mucha pimienta. O bien un arenque ahumado con galletas de avena
- Una tortilla de dos huevos (francesa, o con lo que nos apetezca, como champiñones, berros, queso, tomates cereza, cebolla roja, mezcla de pimientos, finas hierbas). Si hay que llevarla fuera, la pondremos en el interior de un pan de pita.
- Si nos apetece una tostada con mermelada, escogeremos mantequilla de frutos secos (proteínas), como la de almendras, y le añadiremos mermelada sin azúcar.

Opciones proteínicas

Para conseguir una salud óptima es básico comer más proteínas vegetales y pescado y menos carne roja y lácteos. Sería bueno experimentar con alimentos de grana valor nutritivo como el tofu, que puede adquirirse marinado y a punto para añadir a algún salteado o a las ensaladas. La quinua, cereal con alto contenido en proteínas, es fácil de preparar: basta con añadir dos tazas de agua por taza de quinua y un poco de caldo vegetal y dejar hervir la mezcla 15 minutos. Pueden prepararse las lentejas, los garbanzos y las judías en forma de puré (como en el caso del hummus) o bien añadir estas legumbres a los estofados o salsas para platos de pasta, así se les da un mayor contenido en fibra y proteína (pueden adquirirse en bote, listas para comer, o hervirse tras el remojo correspondiente). El pescado es fácil de preparar: podemos hacerlo al vapor, a la parrilla o al horno con limón y

¿Cómo equilibrar nuestro plato?

He aquí unas pautas básicas que vamos a seguir a la hora de preparar la comida o la cena. Las proteínas deberían constituir un 25% del contenido del plato; los hidratos de carbono a base de fécula (arroz, patatas, pasta o pan, por ejemplo) otro 25%; y el 50% restante, verduras, hortalizas o ensalada frescas y con bajo contenido en hidratos de carbono.

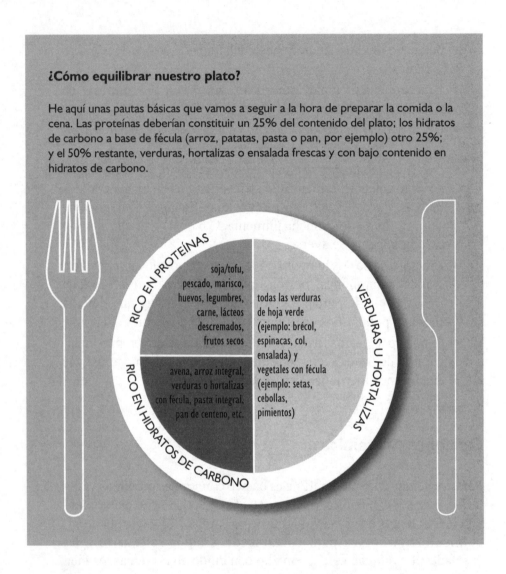

RICO EN PROTEÍNAS

soja/tofu, pescado, marisco, huevos, legumbres, carne, lácteos descremados, frutos secos

VERDURAS U HORTALIZAS

todas las verduras de hoja verde (ejemplo: brécol, espinacas, col, ensalada) y vegetales con fécula (ejemplo: setas, cebollas, pimientos)

avena, arroz integral, verduras o hortalizas con fécula, pasta integral, pan de centeno, etc.

RICO EN HIDRATOS DE CARBONO

plantas y especias aromáticas. El pescado en lata constituye también una solución fácil y económica de añadir proteínas magras a la comida. Por ejemplo, pueden añadirse unas anchoas a la salsa preparada para la pasta o mezclar salmón a las patatas y cebollas hervidas y elaborar un delicioso pastel de pescado (haciéndolo cuajar con un huevo, espolvoreándolo con sal, pimienta y harina de trigo o de maíz y horneándolo).

Hidratos de carbono equilibrantes

Como ya se habrá dado cuenta el lector, no todos los hidratos de carbono son iguales. Para conseguir una salud óptima, tomaremos los hidratos de carbono de emisión lenta, es decir, los de menor índice glucémico. Presentamos algunos ejemplos de hidratos de carbono a base de féculas (o los que contienen más azúcar), con una carga glucémica de siete GL. Es lo que se recomienda para quienes deseen perder peso siguiendo la dieta Holford con bajo contenido en GL, como principal porción en la comida. Si lo que se desea es mantener el peso, pueden aumentarse aproximadamente en una tercera parte los tamaños de las porciones que se sugieren, hasta sumar 10 GL.

Cualquier tipo de:	7GL corresponde a:	10 GL corresponde a:
Calabaza	ración generosa (186 g)	doble ración (266 g)
Zanahoria	una pieza grande (158 g)	dos piezas regulares (266 g)
Nabo	ración regular (150 g)	ración generosa (214 g)
Quinua	ración regular (120 g)	ración generosa (188 g)
Judías	ración generosa (150 g)	doble ración (214 g)
Lentejas	ración generosa (175 g)	doble ración (300 g)
Frijoles	ración generosa (150 g)	doble ración (214 g)
Cebada	ración pequeña (95 g)	ración regular (136 g)
Pasta integral	media ración (85 g)	ración generosa (112 g)
Pasta blanca	ración de un tercio (66 g)	ración pequeña (78 g)
Arroz integral	ración pequeña (70 g)	ración regular (84 g)
Arroz blanco	ración de un tercio (46 g)	media ración (66 g)
Cuscús	ración de un tercio (46 g)	media ración (66 g)
Maíz	media mazorca (60 g)	una mazorca pequeña (88 g)
Patata hervida	dos piezas pequeñas (74 g)	tres piezas pequeñas (106 g)
Patata asada	una pieza mediana (59 g)	una pieza grande (84 g)
Patatas fritas	6-7 pedazos de patatas fritas	8-10 pedazos (68 g)
Boniato	medio (61 gramos)	Una pieza pequeña (88 g)

Verduras y hortalizas sin féculas

Puede disfrutarse de estos productos sin límite de cantidad, pues su contenido en fécula (es decir, en azúcar) es mínimo. La norma sería la de llenar medio plato con:

Ajo	Cebollas	Guisantes	Rúcula
Alfalfa	Cebollinos	Hinojo	Remolacha cruda
Apio	Col rizada	Judías germinadas	Repollo
Berenjena	Coles de Bruselas	Judías verdes	Setas
Berros	Coliflor	Lechuga	Tirabeques
Brécol	Endivias	Pepino	Tomates
Brécol (en flores)	Espárragos	Pimientos	Zanahoria cruda
Calabacín	Espinacas	Rábanos	

Consumamos con regularidad grasas esenciales

Como se explica en el capítulo 2, tenemos que procurarnos las grasas esenciales omega-3 y omega-6 a partir de la dieta. Estas grasas constituyen un apoyo para la función mental (es el caso de la concentración y el estado de ánimo), reducen la inflamación del cuerpo, mantienen la piel suave, equilibran las hormonas y reducen el riesgo de desarrollar enfermedades letales, como las cardiacas.

Para las omega-3, la fuente principal la encontramos en los pescados grasos: anchoa, sardina, arenque, caballa, salmón y trucha. Tomaremos tres raciones de estos pescados a la semana.

En cuanto a las omega-6, la mejor fuente en la dieta son las semillas –calabaza, girasol, lino, cáñamo y sésamo– además de frutos secos sin sal, como nueces, almendras, avellanas, coquitos del Brasil y pacanas. Puede tomarse todos los días un pequeño puñado de frutos secos como refrigerio o bien esparcirlos molidos sobre los cereales, el yogur o las ensaladas. Las semillas molidas son mejores porque sueltan sus nutrientes (de otra forma, las pequeñas, las tragamos ente-

Cinco ideas sobre comida rápida

Cada una de estas sugerencias en cuanto a comida puede prepararse en 20 minutos o menos. Procuraremos equilibrar las cantidades para conseguir un plato con las cantidades ideales de proteínas, hidratos de carbono y vegetales.

- Salmón, pollo o pavo fileteado con salsa pesto, horneado 20 minutos y servido con coliflor o brécol, judías verdes y boniato, al vapor.

- Bacalao horneado 20 minutos con tomates cereza, calabacín y cebolla roja, aliñado con aceite de oliva y zumo de limón y servido con cuscús y rúcula o berros.

- Un paquete de lonchas de tofu marinadas, o tiras de pechuga de pollo, salteado con una mezcla de verduras y hortalizas (cebolla, judía verde, pimiento rojo, repollo), servido con arroz o fideos integrales.

- Pasta integral o de maíz con salsa de tomate (hecha en casa o de bote) con un par de puñados de langostinos o una lata de anchoas o de atún. Se sirve con ensalada verde o espinacas al vapor.

- Quinua hervida con caldo vegetal 15 minutos y servida con guisantes o tirabeques y zanahoria, brécol y pimiento rojo (en juliana), todo al vapor, y un puñado de anacardos ligeramente horneados.

ras). Pueden molerse en un molinillo de café o en un robot de cocina y guardarse luego en un bote de cristal en el frigorífico para proteger las delicadas grasas que contienen. Mejor aún, las guardaremos enteras en el frigorífico y las moleremos cuando haga falta.

Aquellos a los que no les guste el pescado ni las semillas es muy importante que tomen a diario suplementos de grasas esenciales para que su cuerpo tenga las provisiones adecuadas, en mi caso, hago lo uno y lo otro: tomo semillas y pescado, y también suplementos de grasas esenciales a diario. Consultar la página 207, en la que se encontrarán detalles sobre lo que hay que tomar.

Tentempies que proporcionan energía

El almuerzo y la merienda nos ayudarán a mantener los niveles de energía durante el día y a eliminar antojos de cosas dulces o hidratos de carbono. Para mantener estable el nivel de azúcar en la sangre, hay que ceñirse a los hidratos de carbono de emisión lenta y combinarlos con proteínas. Por ejemplo:

- Una pieza de fruta, cinco almendras o una cucharada de postre de pipas de calabaza.
- Una rebanada de pan o dos tortitas de avena y una pequeña tarrina de hummus (150 g).
- Una rebanada de pan/dos tortitas de avena y mantequilla de cacahuete sin azúcar o bien otra mantequilla de frutos secos.
- Ensalada variada (zanahoria, pimiento, pepino o apio) y hummus.
- Ensalada variada y queso fresco.
- Un yogur pequeño (150 g), sin azúcar, con frutas del bosque.
- Queso fresco y frutas del bosque.

Formas sanas de preparar la comida

Si dejamos demasiado tiempo la comida en el fuego o la sometemos a altas temperaturas reducimos sus nutrientes. Aumentamos al mismo tiempo el ritmo de emisión de su contenido en hidratos de carbono, porque la cocción los descompone (ésta es la razón que explica que una patata nueva hecha al vapor durante ocho minutos posee un índice glucémico menor que una patata que ha permanecido en el horno 70 minutos). La forma más nutritiva de comer es aquélla en la que prima el material crudo. Ahora bien, cuando no podamos tomar los alimentos de esta forma, escogeremos métodos como cocinar al vapor, hervir, pochar, saltear, hornear o asar a la parrilla, siempre siguiendo este orden. Siempre que podamos evitaremos freír, como si en ello nos fuera la vida (¡porque en realidad nos va la vida en ello!).

- **Comidas crudas:** Las ensaladas y la fruta no son los únicos productos que pueden disfrutarse en crudo. Una buen forma de empezar una comida es a base de palitos de hortalizas crudas servidos con una salsa para mojarlos, o bien un zumo de verduras, que proporciona una nutrición importante. Pueden prepararse incluso sopas con hortalizas crudas, como el gazpacho, un plato delicioso que se hace con 225 g de tomates maduros, un diente de ajo, cuatro cebollas tiernas, medio pimiento rojo, un trozo de pepino de unos 5 cm. Se pica todo y se mezcla con 225 ml de agua, un chorrito de limón, 1 1/2 cucharadas de aceite de oliva, sal y pimienta).

- **Al vapor:** En vez de hervir las verduras, las pondremos al vapor en una vaporera, un cestito o incluso un colador por encima de un cazo con agua hirviendo, tapado. Así se conservan mucho más las vitaminas y se intensifica su sabor. También podemos hacer al vapor el pescado (sobre todo las variedades más grasas, puesto que es un método que no deteriora las grasas esenciales que contienen.

- **Salteado ligero:** Muy fácil de preparar, basta con poner un poco de aceite en una sartén y pasar la comida un minuto. Se le añade luego una salsa cuya base sea el agua —como caldo vegetal, salsa de soja, de vino blanco o simplemente agua— y se tapa el recipiente. El líquido evita que el aceite se caliente excesivamente y permite que el preparado se cueza con rapidez pero mantenga todo su sabor. Una excelente forma de cocinar las verduras.

- **Horneado y a la parrilla:** un sistema útil para cocinar el pescado o la carne, aunque hay que tener en cuenta que al dorar los alimentos se crean unas sustancias perjudiciales (oxidantes), por tanto, siempre que sea posible se evitará el aceite y la cocción excesivamente larga.

- **Microondas:** Si bien es un sistema rápido, la cocción al microondas destruye más nutrientes grasos que la cocción al vapor y puede deteriorar las grasas esenciales, de modo que evitaremos preparar el pescado graso con este método. Los microondas emiten asimismo radiación electromagnética, que algunos investigadores consideran perjudicial.

¿Y la bebida?

El agua es el líquido básico para beber: deberíamos tomar entre cinco y seis vasos al día (en ellos podemos incluir infusiones sin cafeína o zumos diluidos). Entre otras opciones citaremos:

- **Alternativas al café:** En las mejores tiendas de alimentación sana encontraremos sustitutos del café sin cafeína, como Eko, Orzo o café de raíz de diente de león. El Teeccino es una marca de Estados Unidos que recuerda mucho el auténtico café: se prepara en una cafetera y se presenta en una serie de aromas, como el original, Java, vainilla, etc.
- **Alternativas al té:** Los adictos a esta infusión pueden probar el té rooibos con leche. Las infusiones a base de plantas y frutas resultan también deliciosas y están a nuestro alcance en muchos establecimientos.
- **Zumos de fruta:** Ya sean concentrados o frescos, los zumos de fruta tienen un contenido en azúcar relativamente elevado, por consiguiente, deberíamos diluirlos con agua al 50%. El que contiene menos azúcar es el zumo de pomelo, seguido por el de manzana y el de naranja. El concentrado de zumo de cereza posee un alto contenido en antioxidantes y muy bajo en GL. Quienes prefieran bebidas burbujeantes pueden diluir los zumos naturales o el concentrado de cereza con agua con gas.

14. Superpeques: alimentar a la nueva generación

Lo que damos de comer a nuestros hijos determina en buena medida su salud y sus hábitos en cuanto a dieta para toda la vida. Como padres, el tiempo que invertimos en la alimentación de nuestros hijos puede ser la mayor contribución que hagamos a su desarrollo.

La salud empieza en el útero

Los científicos van descubriendo que la salud de la madre y la alimentación de ésta antes de la concepción y durante el embarazo tienen unos profundos efectos en la salud del bebé y que puede seguirse la pista de las enfermedades de la edad adulta a partir de una alimentación pobre en la época del útero. También es importante la salud paterna, pues una dieta no adecuada y un exceso de toxinas pueden llevar a un esperma defectuoso, lo que es la causa de hasta un 80% de las malformaciones en el parto. Para el padre y la madre, una nutrición óptima aumenta el índice de fertilidad (ver página 99), la salud durante el embarazo y las probabilidades de tener un hijo sano, resistente a las enfermedades.

La mejor forma de asegurar la salud del bebé es la preparación de los padres para el embarazo. Hacen falta tres meses para que el esperma y el óvulo se desarrollen. Si durante estos meses previos a la concepción la pareja sigue un sistema de alimentación óptimo, reduce al mínimo la ingestión de antinutrientes, en especial el alcohol, y lleva una vida sana, aumentan las posibilidades de una concepción con garantías.

Las mujeres que siguen un plan de nutrición óptima después de la concepción viven un embarazo más sano, algo que es muy positivo tanto para la madre como para el bebé. El mínimo déficit puede acarrear graves efectos en la salud del bebé que se está desarrollando, y va ganando adeptos la idea de que los defectos de nacimiento se deben a menudo a los desequilibrios alimentarios en la madre. Hasta ahora se han relacionado con las anormalidades en el parto las pequeñas deficiencias en vitaminas B_1, B_2 y B_6, ácido fólico, zinc, hierro, calcio y magnesio. Y también los excesos de metales tóxicos, en especial, plomo, mercurio, cadmio y cobre (para más información sobre este punto, ver página 47). Por consiguiente, una dieta adecuada, la reducción al mínimo de las toxinas y los suplementos con nutrientes beneficiosos son puntos básicos para el sano desarrollo del bebé.

Alimentación del bebé: lactancia materna y destete

Una vez ha llegado el bebé al mundo, la mejor forma de alimentarlo es la de darle el pecho. Por supuesto, la leche materna tiene la calidad de las materias primas que la dieta proporciona para elaborarla, pero el equilibrio de nutrientes en esta leche, cuando la madre sigue una alimentación óptima, es muy superior a la de los preparados para lactantes. Un factor básico son los altos niveles de grasas esenciales necesarios para el desarrollo intelectual: razón que explica que los bebés alimentados con leche materna tienen un coeficiente intelectual superior. Otras investigaciones han demostrado que los bebés alimentados con leche materna no son tan propensos a las infecciones, a desarrollar problemas digestivos o de alergias. En cuanto a la madre, dar el pecho no sólo la ayuda a recuperar la figura (con ello quema unas 500 calorías extras al día), sino que le reduce el riesgo de desarrollar cáncer de mama más adelante.

El mejor regalo que podemos hacer a nuestro hijo es alimentarlo exclusivamente con leche materna durante los seis primeros meses. Y esto se explica por el hecho de que su aparato digestivo aún no está preparado para tolerar otro tipo de alimento, y caso de entrar en contacto con éstos, es más probable que desarrolle alguna alergia. A los seis meses, de todas formas, el pequeño puede empezar a catar las delicias del alimento sólido. Sabremos que están dispuestos a ello cuando el hambre ya no los despierte por la noche o les empiecen a salir los dientes.

En el momento del destete hay que dar al bebé un alimento de fácil digestión: la verdura y la fruta hervidas o en puré pueden ser un buen comienzo (caso de optar por los preparados, se escogerán los ecológicos, sin azúcar, sal, ni aditivos). Cuanto más tardemos en dar a los pequeños los típicos alimentos alergénicos, menos probable es que desarrolle alguna alergia. Recomendamos esperar nueve meses antes de introducir en sus comidas los huevos y la soja y doce meses para el trigo, los lácteos los frutos secos y los cítricos. Para el resto, es conveniente ir introduciendo un nuevo alimento todos los días y prestar atención a cualquier reacción (por ejemplo, sarpullidos, eczemas, mucosidad, cólico, diarrea, somnolencia excesiva), pues nos ayudará a situar cualquier posible alimento alergénico. Por otra parte, al igual que los adultos sanos, los bebés sanos necesitan alimentos frescos ecológicos, sin procesos industriales, sin aditivos, sin sal y sin azúcar.

Mientras sigamos dando el pecho al bebé vamos introduciendo en la rutina la comida sólida, no debemos suministrarle leche de vaca. Ahora bien, en el destete habrá que asegurarse de que ingiere la dosis adecuada de calcio. A pesar de lo que se cree en general, la leche no constituye la mejor fuente de calcio, pues algunos alimentos, como semillas de sésamo, sardinas, almendras, berza, berros, coquitos del Brasil, col rizada, etc., proporcionan más y aparte presentan un alto contenido en otros minerales, en grasas esenciales y proteínas (aunque no se aconseja administrar frutos secos y semillas hasta que el bebé haya cumplido un año). En esta fase, si se añaden semillas a los cereales y a las sopas, se preparan platos con lentejas y judías y se incluye de vez en cuando leche de vaca o de soja enriquecida con calcio o bien de arroz se conseguirá una ingestión óptima de calcio.

Desarrollar buenos hábitos en la infancia

Adquirimos el gusto por el azúcar al tomar alimentos cada vez más dulces. Y podemos también perderlo, en general con cierta resistencia, reduciendo gradualmente el dulzor en alimentos y bebidas. Ello implica sustituir las bebidas edulcoradas por zumos de fruta y posteriormente diluirlos hasta conseguir mitad zumo y mitad agua. De entre los zumos, el de pomelo y el de manzana contienen los azúcares de emisión más lenta, mientras que el de uva contiene los de emisión más rápida. Pocos niños toman agua suficiente. Hay que animarles a beber más, ofreciéndoles un vaso de agua cuando tienen sed y seguidamente otro de zumo diluido. El concentrado de cereza diluido es excelente.

Nunca aconsejamos que se den caramelos, alimentos dulces, colas u otros refrescos con azúcar como premio a los niños. Si se hace, dichos alimentos y bebidas se asocian a algo bueno y, más adelante, los hijos pueden tender a darse este tipo de gustos. Es mejor darles una pieza de fruta o un zumo de naranja o piña disuelto en agua con gas. Las bebidas de cola son especialmente perjudiciales, pues la mayoría contienen cafeína, sustancia adictiva. Resulta sorprendente –teniendo en cuenta que para fumar o tomar alcohol hay que ser adulto–, que se añada tranquilamente cafeína a las bebidas de las que se hace propaganda a los niños, que no saben leer.

Existen poquísimos cereales para el desayuno que no contengan azúcar. Los fabricantes de alimentos hacen golosos a los niños ya en su tierna infancia: la mayor parte de cereales de proceso industrial contiene hidratos de carbono de emisión rápida y azúcar añadido. En lugar de dar este tipo de cereales a nuestros hijos, escogeremos para ellos avena, copos de maíz sin azúcar u otros cereales integrales sin edulcorantes y les enseñaremos a endulzarlos con fruta, como por ejemplo con trocitos de plátano, de manzana o pera, alguna fruta del bosque o unas pasas.

El mejor tentempié es la fruta (sobre todo las del bosque), de forma que hay que tener siempre a mano una gran cantidad, fresca y atractiva, para que los niños puedan ir picando. Los mandaremos a la escuela con fruta en lugar de dinero para que compren dulces. Aunque es probable que cuando sean un poco mayores y cuenten con su propio dinero comprarán dulces para sus fiestas. Pero si lo dulce y las bebidas azucaradas no forman parte de su alimentación cotidiana no es tan probable que sientan un deseo tomar cosas dulces o que se hagan adictos a ello.

Otra buena costumbre para nuestros hijos es la tomar verduras en cada comida. Aquí el truco consiste en prepararlas de forma que tengan un sabor agradable. Muchas veces se hierven excesivamente y no saben a nada. Las zanahorias ecológicas crudas, los guisantes, nabos (cortados en láminas y horneados con un poco de aceite de oliva), así como las patatas en puré o asadas con su piel, son dulces por naturaleza y muy populares entre los niños. También es bueno servirles algo crudo en cada comida, aunque sólo sean unas hojas de berros, un poco de col lombarda rallada, tomate o zanahoria, pues con ello empiezan a tomar gusto por los sabores de las ensaladas.

Existen muchas formas de preparar postres sanos, y si un niño acaba siempre una comida con uno de éstos, adquiere un hábito duradero. De todas formas, es mejor guardar los postres, aunque sean sanos, para las ocasiones y que los pequeños tomen un poco más del plato principal si lo desean. Si quedan con hambre al acabar la comida se les puede dar una pieza de fruta.

No es el niño del «del montón» el que queremos

¿A qué denominamos comportamiento «normal» en los niños? Llevamos a cabo una de las encuestas de mayor envergadura sobre dieta y comportamiento infantil –entre 10.000 escolares británicos de entre 6 y 16 años– y descubrimos que más de uno de cada tres sufría problemas de atención o concentración, cambios de humor o le daban pataletas de vez en cuando, y que más de la mitad deseaba constantemente tomar algo dulce. Nuestra organización Food for the Brain Child Survey (ver *Recursos*) descubrió también que:

- La ingestión media de verduras de hoja verde oscura es de una ración semanal.

- La ingestión media de semillas/frutos secos (con alto contenido en grasas esenciales) es de media ración semanal.

- La media de azúcar que contienen los alimentos y las bebidas o se les añade es de 3,5 al día.

- Es tres veces más probable que se comporten mal los niños que se alimentan a base de fritos o comidas preparadas.

- Los escolares que toman verduras, pescado graso y frutos secos y semillas rinden más en clase.

- Los niños mejor alimentados presentan unos resultados un 11% superiores en las pruebas de aptitud para entrar en la universidad.

A una persona que comprende que son los nutrientes los que hacen funcionar el cuerpo –y que nuestras dietas basura del siglo xxi contienen muy pocos– no le sorprenden estos resultados. El cerebro, por ejemplo, está formado por un 60% de grasa. Así, los niños que toman grasas beneficiosas –a partir de frutos secos crudos, semillas y aceite de pescado– tienen doble posibilidad de conseguir mejores resultados académicos. Quienes toman grasas perjudiciales, en fritos y comidas preparadas, se comportan mucho peor y consiguen peores resultados en la escuela. En cierta forma, estas grasas ceban el cerebro y le quitan receptividad y parece que también ceban a los niños.

Para mejorar los problemas de atención

Muchos niños con trastorno por déficit de atención e hiperactividad (TDAH) –que abarca una amplia gama de problemas de conducta– presentan síntomas de deficiencia de grasas esenciales, como una sed excesiva, sequedad de piel, eczema y asma. Sabemos, sin embargo, que los suplementos con grasas esenciales pueden conseguir una mejora en el comportamiento y en el aprendizaje en quienes padecen el TDAH. Además, los suplementos con otros nutrientes vitales para la salud cerebral –como la vitamina A y el zinc– también pueden conseguir unos efectos espectaculares en el comportamiento y el rendimiento de los pequeños. Y sus resultados quedan patentes enseguida.

En un estudio llevado a cabo por el programa *This Morning* de la cadena británica ITV, planteamos un experimento de una semana para poner a prueba la alimentación óptima. En una clase de treinta alumnos de entre seis y siete años de una escuela primaria de Londres, seleccionamos a los doce que presentaban dificultades para el aprendizaje, falta de atención y mala conducta.

Se pidió a los niños y a sus padres que durante una semana no tomaran alimentos ni bebidas con azúcar añadido o aditivos. Se les dijo también que comieran más pescado y espolvorearan con semillas los cereales del desayuno (para incrementar las grasas esenciales). Se les suministró además una bebida a base de zumo de frutas y vitaminas.

En tan sólo una semana, cuatro de los doce mostraron una espectacular mejora en comportamiento, concentración, lectura y escritura. Reece era uno de estos niños. Al principio de la semana presentaba problemas de concentración, no podía permanecer sentado, leer ni escribir. Al final, sin embargo, había experimentado la transformación de Jekyll y Hyde: no sólo era capaz de escribir una página y media sin moverse, cuando antes no pasaba de cuatro líneas, sino que además su letra había mejorado muchísimo. Su madre, escéptica ante el proyecto, comentó: «Había pensado que nada en el mundo podía cambiar a este niño. Lo llevamos a un psicólogo, pero no surtió efecto. Siempre estaba inquieto, costaba convencerle para que se fuera a la cama, era hiperactivo, no paraba y de vez en cuando tenía el típico berrinche. Ahora es un crío completamente distinto. Mucho más tranquilo, además, en la escuela siempre quiere trabajar. En dos semanas ha mejorado en la lectura. No lo ves sobreexcitado y el trato con él es mucho más agradable. Realmente vamos a seguir con la dieta».

Desde entonces, la Food for The Brain Foundation ha llevado a cabo otros proyectos en escuelas primarias y en escuelas de educación especial, que han demostrado que pueden conseguirse mejoras importantes en el aprendizaje y en la conducta aplicando los principios de nutrición óptima (para más detalles, ver *Recursos* y consultar la web *www.foodforthebrain.org*).

Evidentemente, no todo puede achacarse a la dieta o a las deficiencias en nutrición. La vida moderna es estresante tanto para los adultos como para los niños. Si a ello se le junta una dieta pobre, muchos de nuestros pequeños es lógico que rebasen el límite de los problemas de salud mental. Y algunos incluso van más allá. El teléfono de la esperanza recibe 1.500 llamadas todos los años de niños que quieren suicidarse. Hoy más que nunca nuestros niños necesitan amor, apoyo y una nutrición óptima.

Resumen

La nutrición óptima es importante en todos los estadios de la vida, sobre todo antes de la concepción (tanto para hombres como para mujeres) y durante el embarazo. Una vez nacido el bebé, puede proporcionársele el mejor comienzo en la vida siguiendo estos consejos:

- La leche materna es mucho más beneficiosa en el campo nutritivo que las leches preparadas, siempre que la nutrición de la madre sea óptima. Recomendamos, pues, una buena dieta (como la que se presenta en la página 54) y tomar unos suplementos multivitamínicos y minerales posparto, junto con los suplementos de grasas esenciales.
- No hay que destetar al bebé hasta pasados los seis meses, y a partir de aquí, limitar en su dieta los alérgenos más corrientes (trigo, soja, cítricos, frutos secos y huevos) hasta los 9-12 meses.
- Una vez concluido el destete, aplicaremos los mismos principios de nutrición óptima al pequeño que a los adultos.
- Limitaremos los alimentos y las bebidas dulces para evitar que se vuelvan golosos.
- Diluiremos los zumos que tomen en la merienda y en la cena y les daremos fruta en lugar de cosas dulces.

- Animaremos a los niños a tomar verduras en cada comida y les serviremos productos crudos para que disfruten de sus virtudes.
- Administraremos a los pequeños un buen suplemento multivitamínico y de minerales, así como otro de grasas esenciales (para más detalles, ver las páginas 209 y 210).
- Estimularemos al niño para que tome pescado graso y frutos secos y semillas.

15. Los seis problemas de salud que no tenemos por qué sufrir

La inmensa mayoría de la población muere a causa de enfermedades evitables. La obesidad es la principal causa de muerte prematura que podía haberse evitado en EE. UU. En el Reino Unido, por ejemplo, es la segunda, después del tabaco. Muchos cavan sus propias tumbas con el cuchillo y el tenedor.

Entre las principales causas de mortalidad encontramos el cáncer, las enfermedades cardiacas y la diabetes. Todas están relacionadas con la obesidad. Cada año se diagnostican en Europa casos de pérdida de memoria y de demencia, y muchos de estos pacientes acaban desarrollando Alzheimer. Además, las enfermedades degenerativas, como la artritis y la osteoporosis, afectan a decenas de millones de personas. No obstante, todo podría prevenirse y, en muchos casos, frenarse, con lo que se ampliaría en diez o veinte años la esperanza de vida sana de la población.

La osteoporosis: una epidemia silenciosa

La epidemia de la osteoporosis ha llevado a muchas mujeres a plantearse en serio la cuestión de la salud de sus huesos. Se trata de un ladrón silencioso que cuando hemos cumplido los cincuenta ya nos ha robado un 25% de nuestro esqueleto, sin que ni siquiera nos hayamos dado cuenta de ello. Es una enfermedad especialmente extendida entre las mujeres posmenopáusicas, que aumenta el riesgo de fracturas óseas, las que suelen producirse, alrededor de los setenta años, en una de cada tres mujeres y en uno de cada doce hombres.

Para las mujeres es importantísimo apoyar la salud hormonal de forma natural durante la menopausia y después de ésta (ver capítulo 10). Sin embargo, la dieta también tiene un gran papel en la salud ósea, por algo en determinadas culturas en las que no impera la dieta occidental no se da ni un caso de osteoporosis.

Un factor clave en la dieta que se sigue aquí parece ser la gran cantidad de proteínas animales, como el consumo de carne dos o tres veces al día, las pocas verduras, hortalizas y frutas ricas en nutrientes. Los alimentos con alto contenido proteínico forman ácidos. El cuerpo no tolera los cambios sustanciales en los niveles de ácido en la sangre y por ello neutraliza su exceso a través de dos agentes alcalinos: el sodio y el calcio. Cuando se acaban las reservas de sodio en el cuerpo, el calcio se saca de los huesos. Por tanto, cuantas más proteínas ingerimos, más calcio necesitamos.

Para aumentar la ingestión de calcio, la mayoría piensa en la leche. En cambio en algunos estudios se ha demostrado que las mujeres que toman mucha leche tienen más fracturas óseas que las que consumen menos. Y esto es así porque la leche, además de calcio, contiene proteínas, y por ello crea ácido. Algunos científicos consideran actualmente que una de las causas básicas de la osteoporosis podría ser una vida entera de consumo de alimentos con alto contenido proteínico que forman ácido, es decir, un exceso de carne y lácteos.

El consumo de menos proteínas animales y más proteínas vegetales (de los cereales, las legumbres, los frutos secos y las semillas, por ejemplo) se relaciona con una mejor salud ósea, al igual que ocurre con la ingestión de nutrientes que apoyan la salud del esqueleto. Entre los alimentos ricos en calcio pueden citarse: semillas de sésamo, tahina (crema de semillas de sésamo), col rizada, sardinas, almendras, berza, berros y coquitos de Brasil, todos los que contienen más calcio que la leche. Además, estos alimentos nos ofrecen otros nutrientes calve para la salud ósea. Para formar hueso, además del calcio, hace falta fósforo y magnesio. También es muy importante la vitamina D, pues sin ella, el cuerpo no puede absorber el calcio. Y a éste le asiste el boro. La mayoría presenta déficit de vitamina D, la que se fabrica en la piel en presencia de la luz del sol. Su principal fuente es el pescado. Vale la pena tomarla como suplemento. La vitamina C fabrica colágeno (parte de la estructura del hueso) y el zinc colabora en la creación de nuevas células óseas. A menudo encontramos este conjunto de nutrientes en suplementos adecuados para los huesos. Si queremos mantener la salud de nuestros huesos, seguiremos una dieta de nutrición óptima, y además:

- Haremos ejercicio regular, sobre todo aquél en el que las piernas aguanten el peso corporal, pues es el que estimula la regeneración ósea. Así pues, practicaremos la marcha, el baile o practicaremos en el gimnasio tres veces por semana. También es bueno subir y bajar escaleras en lugar de utilizar el ascensor.
- Reduciremos el consumo de carne y lácteos y aumentaremos el de proteínas vegetales (quinua, legumbres, frutos secos y semillas), así como el de pescado y leches alternativas con alto contenido en calcio.
- Reduciremos el nivel de estrés y mantendremos bajo mínimos los estimulantes, pues ambos inciden negativamente en la salud de los huesos.
- Nos aseguraremos de que nuestra dieta es rica en minerales a partir de semillas, frutos secos, fruta fresca y verduras.
- Las mujeres posmenopáusicas –y quienes sepan que se está reduciendo su densidad ósea– tomarán un suplemento diario de apoyo a los huesos (para más detalles, ver *Recursos*).

Para combatir la artritis, el dolor y el reumatismo

Según el doctor Robert Bingham, especialista en el tratamiento de la artritis: «Ninguna persona que disfrute de salud en el campo de la nutrición desarrolla osteoartritis o artritis reumatoide». Sin embargo, a partir de los sesenta años, sufren estas enfermedades nueve de cada diez personas. Y esto significa que viven con el dolor y la rigidez. Se ha extendido la creencia de que no hay nada que hacer aparte de tomar analgésicos, algo que a menudo acelera el ritmo de la dolencia (ver página 111). No obstante, se ha demostrado que existen muchas formas de aliviar el dolor y la inflamación sin recurrir a los fármacos, incluso en caso de degeneración grave.

Un buen ejemplo de ello lo encontramos en Fred. Él había consultado con muchos especialistas y había probado todos los tratamientos convencionales. Luego optó por la vía de la nutrición óptima. «Sentía un dolor constante en rodillas y articulaciones, no podía jugar al golf, ni caminar durante más de diez minutos seguidos sin dar un descanso a mis piernas. Tras seguir los consejos de Patrick, mi malestar se ha reducido un 95-100%. La vida cambia cuando uno puede pasear y jugar al golf todos los días. Jamás habría imaginado que el dolor podía reducirse hasta tal punto y que no volvería por mucha actividad que desarrollara en un día o en una semana.»

Además de seguir una dieta de alimentación óptima, para reducir el dolor y la inflamación, he aquí las estrategias clave:

- Identificar y evitar los alérgenos (ver página 78).
- Aumentar la cantidad de antioxidantes en la dieta (ver página 84) y en los suplementos de amplio espectro.
- Disminuir los niveles de estrés y reducir al mínimo la ingestión de estimulantes, pues ambos tienen efectos negativos en la salud de las articulaciones.
- Si sufrimos inflamación de articulaciones, tomaremos un suplemento diario de 1.000 mg de aceite de pescado EPA/DPA/DHA i un preparado antiinflamatorio natural con nutrientes como la cúrcuma, boswellia o extractos de lúpulo, así como hidroclorato de glucosamida y MSM (para más información sobre antiinflamatorios naturales, ver página 110).

A veces, el dolor se da en los músculos y no en las articulaciones. El diagnóstico no es de artritis y puede estar causado por una de las dos dolencias siguientes.

En primer lugar, la fibromialgia, que se caracteriza por una serie de puntos sensibles en músculos específicos. Se cree que es debida a un problema en el metabolismo de la energía en las células musculares y no a la inflamación. Existe una forma específica de magnesio, el malato magnésico, que ha demostrado una gran eficacia para el alivio del dolor en la fibromialgia: se toman 900 mg de malato magnésico al día (3 cápsulas), que proporcionan unos 100 mg de magnesio y 800 mg de ácido málico, junto con unos suplementos de apoyo a la dieta. El estrés, que consume el magnesio, empeora esta enfermedad.

En segundo lugar tenemos la polimialgia, que se caracteriza por la rigidez matutina, a menudo en hombros y caderas, y suele producirse cuando existe una sobrecarga en los sistemas de desintoxicación del cuerpo. Por tanto, normalmente responde a los suplementos antioxidantes y a la desintoxicación del hígado (sigamos los consejos del capítulo 11). Vale la pena también controlar los niveles de vitamina B en el cuerpo por medio de la prueba de la homocisteína (ver recuadro en página 153).

Hay que decir no a las enfermedades cardiacas

Tenemos un 33% de posibilidades de morir a causa de una enfermedad cardiaca antes de cumplir los 75. Ésta es la mala noticia. La buena: las enfermedades cardiacas, en la mayoría de casos, pueden prevenirse.

Si bien el corazón es el órgano principal de nuestro sistema cardiovascular, las principales enfermedades se producen cuando se obstruyen las arterias: los vasos sanguíneos que llevan la sangre desde el corazón a todo el cuerpo. Y ello se debe a que las arterias se deterioran e inflaman. Cuando además la sangre es más espesa de lo normal y forma coágulos, aparecen las obstrucciones que impiden su circulación. A partir de aquí aparecen la angina de pecho, el infarto y la mayor parte de apoplejías o trombosis.

La hipertensión aumenta también el riesgo de infarto. A menudo se da porque, con la edad, los vasos sanguíneos pierden elasticidad y empiezan a endurecerse, lo que dificulta el bombeo de la sangre por el cuerpo, tarea que lleva a cabo el corazón.

Unas cuantas estrategias nutricionales han demostrado su eficacia a la hora de reducir la tensión arterial y evitar –incluso solucionar– el estrechamiento de las arterias. Si se reduce la cantidad de sal en las comidas y se aumenta la de magnesio, calcio y potasio pueden conseguirse cambios importantes en la tensión sanguínea en tan sólo un mes. Vale la pena tomar un suplemento de 300 mg de magnesio, así como más verduras y semillas de calabaza, excelentes fuentes alimentarias. Las grasas omega-3 (que encontramos en el pescado graso y en los suplementos de aceite de pescado) hacen más fluida la sangre, reducen la inflamación y disminuyen el riesgo de infarto. Los antioxidantes también protegen las arterias. A la larga, resulta más efectivo tomar suplementos con una combinación de estos nutrientes que confiar en los medicamentos específicos para reducir la tensión sanguínea, puesto que los nutrientes van a raíz del problema y no a atajar el síntoma.

Mantengamos el colesterol a raya

El colesterol se ha convertido en una palabra maldita, y si bien es cierto que un exceso puede representar un riesgo para nuestras arterias, un déficit es también negativo para nuestra salud. El cuerpo humano lo necesita para fabricar hormonas y para mantener el buen funcionamiento del cerebro.

Los análisis de sangre informan sobre dos tipos de colesterol: el LDL y HDL. El HDL (sigla que corresponde a lipoproteínas de densidad alta) es mejor porque deja las arterias sin colesterol. Quienes presentan un nivel superior de colesterol HDL tienen menos riesgo de infarto, mientras que, al contrario, quienes presentan un nivel superior de colesterol LDL ven incrementado dicho riesgo. Lo ideal sería que entre la mitad y una tercera parte del colesterol total del cuerpo correspondiera al HDL. También es este caso, una dieta con bajo contenido glucémico, además de los suplementos nutritivos óptimos, resulta muy efectiva para conseguir el equilibrio ideal del colesterol. Una cantidad extra de vitamina B3 (niacina) reducirá el colesterol y aumentará los niveles de HDL, pero hace falta un suplemento de entre 500 y 1.000 mg al día. Lo mismo ocurre con los aceites de pescado omega-3. Estas medidas son, cuando menos, tan efectivas –y en muchos casos más– que los medicamentos a base de estatina y, evidentemente, no tienen los efectos secundarios de ésta.

Supernutrición para un corazón sano

Las pautas que presentamos a continuación rigen para todo el mundo en el esfuerzo por eliminar riesgos y añadir como mínimo diez años de salud a nuestra esperanza de vida.

- Evitar los alimentos fritos y limitar la ingestión de carne y otros productos con alto contenido en grasas saturadas. Siempre es mejor tomar pescado graso, como caballa, salmón y sardinas.

Resultados ideales en las pruebas sobre salud cardiovascular

	Alto riesgo	Riesgo medio	Saludable
Colesterol (Reino Unido)	< 3,1 o > 8,5mmol/l	> 6,2mmol/l	4-5,2mmol/l
Colesterol (EE. UU.)	< 120 o > 330 mg/dl	> 240 mg/dl	150-200 mg/dl
Total Colesterol/HDL	> 8:1	> 5,1	< 3:5:1
Tensión sanguínea	> 140/90	> 130/85	< 125/76
Pulso	> 85	< 85	< 70

> = más de / < = menos de

- Tomar mucha fruta y verduras frescas, con alto contenido en calcio, magnesio y potasio, en especial las de hoja verde oscuro y las judías, que tienen mucho ácido fólico.

- Tomar avena y tortitas de avena, con alto contenido en beta-glucano, fibra soluble que reduce el colesterol y se encuentra en este cereal.

- No añadir sal al cocinar ni al plato y limitar el consumo de alimentos con sal añadida.

- Mantenerse en forma sin engordar.

- No fumar.

- Evitar el estrés prolongado.

- Estar al corriente de los niveles de la tensión sanguínea del propio cuerpo y controlar los de lípidos en sangre cada cinco años.

- Tomar un antioxidante de amplio espectro, que incluya como mínimo 400 mg de vitamina E, coenzima Q10, glutatión, ácido alfalipoico y reviratrol, dos gramos de vitamina C, grasas omega-3 EPA y DHA, así como un multivitamínico con B_6, B_{12} y ácido fólico.

- Quienes padezcan enfermedades cardiovasculares o tensión alta, deben tener en cuenta además:

- Visitar a un terapeuta nutricional y controlar sus niveles de lípidos y homocisteína en sangre (ver recuadro anterior).

- Quienes tengan el colesterol alto y el HDl bajo tomarán un gramo de niacina al día. Esta sustancia en dosis elevadas provoca sonrojos, pero la encontraremos bajo una forma que no presente estos efectos secundarios en determinados establecimientos de alimentación sana o bajo prescripción.

- Quienes tengan altos niveles de colesterol o triglicéridos tomarán un suplemento de aceite de pescado EPA con 100 mg de EPA.

- Quienes tengan altos los niveles de homocisteína aumentarán la ingestión de vitaminas B_6, B_{12} y ácido fólico, así como de nutrientes que ajusten la homocisteína (consultar proporciones en *www.thehfactor.com*).

Las vitaminas B pueden reducir el riesgo de mortalidad

Todos tenemos en la sangre una sustancia denominada homocisteína. Se produce cuando el hígado descompone las proteínas de los alimentos y lo ideal sería que se convirtiera en otras sustancias beneficiosas para nuestra salud. De todas formas, igual como sucede en todos los procesos del cuerpo, esta conversión se basa en las enzimas, que funcionan gracias a las vitaminas B, algo que a menudo falta en las dietas modernas. Así, aumentan los niveles de homocisteína, y con ellos el riesgo de enfermedad, sobre todo de infarto. Las investigaciones han demostrado que un alto nivel de homocisteína en la sangre representa un alto factor de riesgo en cuanto a enfermedades cardiovasculares, como los altos niveles de colesterol, y un mejor indicador del riesgo de apoplejía.

El alto nivel de homocisteína es también un factor de riesgo en enfermedades como la depresión y las pérdidas de memoria, en especial puede llevar a desarrollar Alzheimer y otras muchas enfermedades. Lo positivo es que resulta fácil reducir estos niveles altos, y si se consigue, se rebaja el riesgo de muerte por enfermedad de este tipo. Basta con realizar un análisis sencillo (existe incluso una prueba que puede hacerse en casa y no exige más que un pinchazo para sacar una muestra de sanagre; ver *Recursos*) y tomar una combinación de nutrientes para reducir el nivel. Entre éstos cabe citar el ácido fólico, la vitamina B_{12} y la B_6. La cantidad ideal de suplementos dependerá del propio nivel de homocisteína (ver *www.thehfactor.com*), pero por regla general debe tomarse como mínimo 200 mcg de ácido fólico, 12 mcg de vitamina B_{12} y 20 mg de B_6.

- Si el problema es de hipertensión, se tomarán 150 mg de magnesio dos veces al día, además de 150 mg en el multivitamínico (450 mg en total).
- Hay que hacer todo lo que esté en nuestra mano para mejorar la dieta y el estilo de vida.

Librémonos de la diabetes

La diabetes de tipo II, es decir, la que se desarrolla en la edad adulta, en muchísimos casos puede evitarse, a pesar de que cada día más jóvenes padezcan esta enfermedad. La «epidemia» de obesidad de Occidente ha contribuido en este aumento. Las personas obesas tienen un riesgo 77 veces superior de desarrollar diabetes. Se calcula que en 2010 seis personas de cada cuarenta padecerán esta enfermedad. La diabetes es la forma extrema de desequilibrio del azúcar en la sangre. Tras pasar años batallando con los altibajos del azúcar –lo que hemos visto con más detalle en el capítulo 7–, el cuerpo llega a un punto en el que es incapaz de producir suficiente cantidad de insulina (la hormona que ayuda a extraer la glucosa de la sangre y llevarla a las células para crear energía) o bien se vuelve insensible ante ella. Así, la glucosa se acumula en la sangre y a las células no les llega. Los diabéticos suelen engordar y fatigarse, además de tener un mayor riesgo de desarrollo de enfermedad cardiovascular y de degeneración ocular y del sistema nervioso, ya que un exceso de azúcar en la sangre deteriora arterias y tejidos.

Los primeros síntomas que alertan sobre la enfermedad son los de un ligero desequilibrio de la glucosa (ver cuestionario de la página 63), pero en pocas ocasiones desaparece tan sólo cambiando de dieta. Una de las señales más reveladoras es la sed continua, pues el cuerpo intenta diluir el exceso de azúcar en la sangre estimulando las ganas de beber. Por supuesto, si lo que se hace es apagar esta sed con bebidas azucaradas, se empeoran las cosas.

Reequilibrar el azúcar de la sangre

Para evitar la diabetes –o bien frenarla e incluso eliminarla una vez desarrollada– la clave radica en mantener un nivel de azúcar en la sangre regular. Esto se consigue comiendo poco y a menudo, escogiendo alimentos que contengan hidratos de carbono de emisión lenta y combinándolos con proteínas, es decir seguir los principios básicos de la dieta con bajo contenido glucémico que se explica en el capítulo 7. Es importante también evitar los azúcares de todo tipo y los edulcorante concentrados, como el zumo de frutas y la fruta con alto contenido en azúcar, como dátiles, plátanos y frutas secas. Y acabar con los estimulantes, como té, café, alcohol y tabaco.

En cuanto a suplementos, el cromo nos ayudará a que el cuerpo sea más receptivo a la insulina que nosotros mismos podemos fabricar, la que estimulará la extracción de una mayor cantidad de azúcar en la sangre para pasarlo a las células en forma de energía. Nos marcaremos como objetivo unos 200 mcg al día, si bien los diabéticos responden mejor a unos 500-600 mcg al día. La canela ayuda también a estabilizar el azúcar en la sangre, de forma que resultará especialmente eficaz la combinación de cromo y canela.

El ejercicio es también conveniente par frenar la diabetes desarrollada en la edad adulta: un corto paseo tras una comida puede reducir el nivel de azúcar en la sangre.

Vencer el cáncer

El cáncer es la segunda causa importante de mortalidad en el mundo occidental. En el Reino Unido, por ejemplo, a una de cada tres personas se le diagnostica un cáncer a lo largo de la vida, y una de cada cuatro muere a causa de éste.

Se produce el cáncer cuando las células empiezan a comportarse de forma distinta, a crecer, multiplicarse y a extenderse. Es una especie de revolución en el cuerpo, en el que un grupo de células dejan de trabajar para el bien común de éste y se amotinan. Es corriente que aparezca en el cuerpo alguna célula revolucionaria, que el sistema inmunológico de éste aísla y destruye sin más. Pero en el caso del cáncer, el sistema inmunológico se ve superado y el daño se extiende.

La mayor parte de cánceres son de entrada el resultado de unos cambios que han llevado a cabo los seres humanos en el medio ambiente: en lo que comemos, bebemos y respiramos. Según sir Richard Doll, destacado científico británico, el 90% de los cánceres tienen como causa estos factores ambientales. Incluso los expertos más prudentes afirman que como mínimo dos terceras partes de los casos de cánceres tienen relación con factores ambientales y de estilo de vida.

Los tratamientos convencionales consideran el cáncer como el enemigo y como tal lo extirpan, lo queman con radiaciones o acaban con él a base de quimioterapia. Dichos tratamientos debilitan el cuerpo y no solucionan las causas subyacentes. El planteamiento nutricional respecto al cáncer se marca el objetivo de fortalecer el sistema inmunológico del cuerpo, eliminar los probables agentes que provocan estos tumores y aumentar la ingestión de nutrientes antioxidantes que puedan luchar de forma natural contra el cáncer.

Cánceres relacionados con las hormonas

Muchos de los cánceres de mama y ovarios en las mujeres y de próstata y testículos en los hombres suelen relacionarse con señales de exceso de «crecimiento» hormonal. Hoy en día sabemos, por ejemplo, que el estrógeno y la progestina sintética que se suministra en los tratamientos de sustitución hormonal aumentan el riesgo de contraer cáncer de mama.

Entre los factores que pueden producir desequilibrios hormonales cabe citar el estrés prolongado y el contacto con productos químicos del entorno, como pesticidas y contaminación industrial (como se ha visto en el capítulo 11). Un elevado consumo de productos lácteos incrementa también el riesgo de desarrollar de cáncer hormonal. Los países que registran un consumo de lácteos bajo o nulo presentan unas incidencias claramente menores en cánceres de mama y de próstata, así como en otros relacionados con las hormonas. La incidencia de cáncer de mama en la China rural, por ejemplo, es de una de cada nueve mil mujeres, cuando en Occidente la proporción es de una de cada nueve, y el de próstata, que en el Reino Unido afecta a uno de cada siete hombres, prácticamente no se da en aquel país. Por si alguien se pregunta si los asiáticos tienen alguna diferencia inherente, hay que decir que el riesgo de desarrollar dichas enfermedades aumenta cuando emigran a países occidentales. La principal razón que explica la relación entre la leche y estos cánceres, así como el colorrectal, es una hormona denominada factor de crecimiento semejante a la insulina (IGF-1), que aumenta con el consumo de leche. Lo que hace en concreto es fomentar el crecimiento de unas células cancerosas preexistentes.

Para reducir el riesgo de estos tipos de cáncer, nos plantearemos alternativas a la terapia hormonal sustitutiva (ver página 97), solucionaremos los problemas de estrés (ver página 94), aumentaremos la ingestión de antioxidantes, reduciremos la exposición a las toxinas ambientales siguiendo los consejos del capítulo 4, tomaremos menos lácteos, alcohol y comidas grasas y fritos y si hace falta perderemos peso. Estas medidas forman parte de la propuesta sobre nutrición óptima, de modo que todo lo que tenemos que hacer es seguir los consejos generales de este libro.

Alimentos específicos para combatir el cáncer

El consumo de determinados alimentos se asocia con un descenso del riesgo de desarrollar cáncer.

- Las frutas y las verduras son los alimentos anticancerígenos por excelencia. Tienen un alto contenido en vitaminas A y C, y las investigaciones relacionan su elevado consumo con la reducción del riesgo de desarrollar cáncer.
- El ajo, utilizado generosamente, se cree que contribuye a evitar el desarrollo del cáncer, probablemente porque contiene componentes de azufre que ayudan a solucionar problemas de toxinas y radicales libres.
- La soja, las judías y las lentejas se asocian en general con un menor riesgo de desarrollo de cáncer de mama y de próstata. En Japón y en China, por ejemplo, donde se toma la soja en forma de tofu, de *tempeh* o miso, los índices de cáncer de mama son cientos de veces más bajos que en Occidente.
- El yogur vivo puede proteger contra el cáncer de colon, pues contiene unas bacterias que se ha descubierto que frenan el de-

sarrollo de tumores de colon. Aunque tal vez sea más adecuado tomar unos suplementos probióticos sin contenido lácteo.

- Las semillas de sésamo y de girasol tienen un alto contenido en selenio, en vitamina E, calcio y zinc. Una cucharada sopera todos los días mantendrá en forma nuestras defensas corporales antioxidantes.

Prevención de la demencia y el Alzheimer

Todos los días se diagnostica demencia a un número de personas que llenarían cuatro vagones de tren. Un 75% de ellas acabará desarrollando Alzheimer, una enfermedad que ya suma más costes de atención sanitaria que el cáncer y los infartos. Es muy probable que la disminución de la memoria y la enfermedad de Alzheimer se deban básicamente a una ingestión insuficiente de vitamina B (hace falta vitamina B para mantener bajos los niveles de homocisteína; ver recuadro en página 153) y a un exceso de oxidación e inflamación, algo también relacionado directamente con la dieta. Una buena noticia, pues ello significa que el descenso de la memoria debido a la edad es algo reversible, cuando menos, en los primeros estadios.

La enfermedad de Alzheimer y la demencia tienen unas causas similares y unos factores de riesgo asociados corrientes en otras enfermedades degenerativas, como las cardiovasculares y la diabetes, ambas en buena parte evitables con una nutrición óptima. Las siguientes medidas nos ayudaran a reducir los factores de riesgo:

- Seguir una dieta de nutrición óptima (ver capítulo 5).
- Aumentar la ingestión de grasas esenciales omega3 antiinflamatorias, es decir, EPA, DPA y DHA (tomando pescados grasos y también suplementos).
- Incrementar la ingestión de antioxidantes protectores, como la vitamina C y la E (para información sobre recursos alimentarios ver páginas 195-196), así como glutation (en cebolla y

ajo), antocianidinas (en frutas del bosque) y resveratrol (en uva negra y vino).

- Solucionar el estrés intenso o prolongado para reducir los elevados niveles de hormonas del estrés, que pueden perjudicar al cerebro.

- Llevar a cabo análisis y reducir los niveles altos de homocisteína, sustancia perjudicial de la sangre (ver recuadro en página 153). Es algo muy importante, que exige generosas cantidades de vitamina B, como la B_6, la B_{12} y el ácido fólico, a unos niveles muy superiores a los de las RDA, además de otros nutrientes como la trimetilglicina (TMG). Algunos suplementos pensados para apoyar los niveles adecuados de homocisteína contienen todos estos elementos.

- Ejercitar todos los días el cerebro: aprender algo nuevo, hacer un crucigrama o algún juego matemático.

Cuando empieza la degeneración de las células del cerebro, los niveles de una molécula relacionada con la memoria –una sustancia denominada acetilcolina– inicia su descenso. Disponemos además de pruebas suficientes que demuestran que los nutrientes que apoyan la producción de acetilcolina pueden ayudar a mejorar la función cognoscitiva. Los principales elementos que hemos visto que tenían efectos positivos en este sentido son la fosfatidilcolina, la fosfatidilserina y el DMAE. Todos están a nuestro alcance en forma de suplementos (para más detalles, ver *Guía de suplementos*). Los huevos contienen un alto índice de fosfatidilcolina.

16. Mantengámonos jóvenes y guapos

Frenar el proceso del envejecimiento

La búsqueda de la eterna juventud y de la inmortalidad no es algo nuevo. Desde el principio de la historia encontramos mitos y leyendas sobre pociones mágicas y personas que viven cientos de años. Si bien puede tratarse de un producto de la fantasía humana, la ciencia moderna nos proporciona datos reales sobre la forma en que podemos aumentar nuestra esperanza de vida y evitar los problemas de la vejez. Es importante conseguir lo uno y lo otro: al fin y al cabo, a nadie le interesa vivir cien años si tiene que pasar las últimas décadas con disfunciones físicas, con dolor o habiendo perdido la chaveta.

En el último capítulo hemos visto que la mejora de la dieta y la ingestión de nutrientes beneficiosos para el cuerpo consiguen reducir el riesgo de desarrollar la mayoría de enfermedades degenerativas comunes: de la artritis al infarto, pasando por el Alzheimer y el cáncer.

En cuanto a frenar el proceso del envejecimiento –de forma de que uno tenga un aspecto más joven y se sienta también más joven más tiempo–, los mejores resultados en investigación se han conseguido suministrando a los animales dietas con bajo contenido calórico y alto en antioxidantes y otros nutrientes. Dicho de otra forma: comer lo suficiente para mantener un peso ideal (reduciendo, pues, alimentos grasos y azucarados) y tomar nutrientes beneficiosos a unos nive-

Pongamos a prueba nuestro potencial antioxidante

La capacidad de mantenernos jóvenes y con buena salud depende del equilibrio existente entre la ingestión de los radicales libres que nos perjudican y la de antioxidantes que nos protegen. Cuando la balanza empieza a inclinarse en el sentido contrario al de la salud, aparecen unos primeros síntomas, como infecciones frecuentes, dificultades para vencerlas, contusiones sin causa aparente, curación lenta, piel excesivamente inconsistente o excesivamente arrugada en relación con la edad de la persona.

Algo que también indica problemas en el campo de los antioxidantes es la reducida capacidad del cuerpo para desintoxicarse después de una invasión de radicales libres. Así pues, si nos sentimos agotados o doloridos después de una tanda de ejercicios o tras haber permanecido expuestos a la contaminación (sería el caso de haber quedado atrapados en un embotellamiento o de habernos quedado un tiempo en un lugar impregnado de humo de tabaco), nuestro potencial antioxidante necesitara un espaldarazo.

También podemos llevar a cabo pruebas con el asaesoramiento de un terapeuta nutricional para medir los niveles de nutrientes antioxidantes en la sangre. Para más detalle, ver el apartado de *Recursos*.

les óptimos. Con ello se reduce lo que se denomina el «estrés oxidante», el mecanismo que nos hace envejecer, en el que los procesos corporales y el contacto con las toxinas y la contaminación crean unas moléculas nefastas llamadas radicales libres, que «oxidan» o perjudican nuestras células.

A pesar de que no se han concluido aún las pruebas a largo plazo realizadas con seres humanos, tenemos razones para creer que con nosotros rigen los mismos principios. Ya disponemos de estudios que demuestran que quienes toman alimentos con un alto contenido en antioxidantes reducen sustancialmente el riesgo de muerte. Por otro lado, el profesor Denham Harman, de la facultad de Medicina de la Universidad de Nebraska, experto en antienvejecimiento, afirma:

«Existe un 99% de probabilidades de que los radicales libres constituyan la base del envejecimiento».

Esto significa que la clave para la longevidad estriba en reducir nuestro contacto con los radicales libres (moléculas perjudiciales) y en aumentar la protección corporal frente a ellos tomando más antioxidantes. Uno de los principios básicos de la nutrición óptima es la reducción de la exposición del cuerpo a las toxinas y el incremento de nutrientes beneficiosos en la dieta, por tanto, quienes sigan los consejos del libro, estarán ya en el camino para conseguirlo.

Es también importante tomar las vitaminas B, que hacen descender los niveles de homocisteína, pues mejoran un proceso corporal denominado «metilación», que nos permite una buena reparación del ADN perjudicado, con lo que se frena el proceso del envejecimiento.

Los mejores nutrientes antioxidantes

A pesar de que conocemos bastante la función de las vitaminas A, C y E como antioxidantes, existen otros nutrientes importantes que también frenan el proceso del envejecimiento. Dos de ellos son el ácido alfalipoico y la carnitina. Los estudios en los que se han administrado estos nutrientes a ratas viejas han demostrado sorprendentes resultados en este campo. El profesor Bruce Ames, biólogo molecular de la Universidad de California, que fue quien dirigió esta investigación, afirmaba en cuanto a estos animales: «Su cerebro tiene mejor aspecto, posee una gran energía, todo lo que les revisamos parecía de un animal más joven. Podría compararse con convertir a una persona de entre setenta y cinco y ochenta años en una de mediana edad».

Ahora bien, ¿podemos aplicar todo esto a los seres humanos? Hasta hoy, las pruebas circunstanciales concuerdan bastante en una amplia variedad de especies y no tenemos razones para creer que pueda ser distinto en los seres humanos. De todas formas, aunque podamos tomar en los alimentos nutrientes antioxidantes, la única forma de aumentar los niveles de ácido alfalipoico y de carnitina será la de tomarlos como suplementos.

Antioxidantes: los mejores alimentos

Cada año se descubren más antioxidantes en la naturaleza, entre los que cabe citar sustancias contenidas en frutas del bosque, uva, tomate, mostaza y brécol, así como en plantas como la cúrcuma y el ginkgo biloba. Encontramos también cientos de sustancias beneficiosas en alimentos vegetales denominadas polinutrientes, tal como se ha expuesto en la página 32. En el Institute for Optimum Nutrition hemos llevado a cabo investigaciones sobre las mejores frutas y verduras y establecido la clasificación de las cinco mejores en unas y otras, basándonos en una serie de criterios de antienvejecimiento. Para ello hemos observado sus valores «ORAC», que miden el potencial antioxidante, y también qué cantidad de vitamina C, ácido fólico, zinc y de un poderoso polinutriente antienvejecimiento denominado glucosinolato contienen. He aquí los resultados:

	Zinc	Ácido fólico	ORAC	Glucosinolato	Vitamina C	Total
Las 5 principales verduras						
Brotes de brécol	5	3	4	5	4	21
Col rizada	3	4	5	3	5	20
Espinacas	5	5	4	3	2	19
Espárragos	4	5	2	3	1	15
Brécol	3	3	2	3	3	14
Las 5 principales frutas						
Fresas	5	3	4	4	5	21
Arándanos	4	5	5	5	2	21
Frambuesas	3	3	4	4	5	19
Naranjas	3	4	3	3	5	18
Uva negra	5	5	2	2	2	16

Alimentemos nuestra piel

La situación de nuestra piel es uno de indicios clave del envejecimiento. Todos los adultos quieren tener un aspecto más joven del que correspondería por su edad, y una piel suave y radiante siempre ayuda a conseguirlo.

La nutrición tiene un papel fundamental en todos los estadios del desarrollo cutáneo. La vitamina C es básica para la fabricación de colágeno (la fibra de la dermis que mantiene la suavidad y la tersura en la piel); las grasas esenciales mantienen la piel suave y flexible; la vitamina A rellena la piel e impide la creación de arrugas; el zinc ayuda a crear nuevas células cutáneas y a mantener la elasticidad de la piel: una deficiencia puede producir señales de flacidez; además, los nutrientes antioxidantes como las vitaminas A, C y E y el selenio protegen contra los daños producidos por el sol y la contaminación.

Nuestra piel constituye un buen barómetro de la salud del cuerpo, acusa mucho el estado interno de éste. Para solucionar los problemas cutáneos, pues, es crucial mantener el funcionamiento óptimo de todos los sistemas corporales. El acné, por ejemplo, puede ser consecuencia de un desequilibrio hormonal, y en alguna ocasión de un exceso de productos lácteos; el eczema puede deberse a intolerancias alimentarias o a problemas de desintoxicación; la piel seca es señal de deficiencia de grasas esenciales y agua en la dieta.

En muchos problemas cutáneos se encuentran implicados una serie de factores nutricionales corrientes. Para conseguir una piel sana, seguiremos las directrices para frenar el envejecimiento e incorporaremos las siguientes:

- Limitar el consumo de alcohol, cafeína, aditivos químicos, sal, grasas saturadas, azúcar y tabaco.

- Asegurarse una buena dosis de grasas esenciales, a partir de pescados grasos (tres veces por semana) y frutos secos, semillas o aceite de semillas prensadas en frío (diaria).

- Quienes tengan en general la piel seca o inflamada, tomarán suplementos de omega-3 y aceite de borraja o de onagra con 200 mg de grasa activa omega-6 y GLA, a diario.

- Utilizar una crema que contenga cantidades significativas de vitaminas A y C en formas que puedan penetrar por la epidermis (como el palmitato de escorbilo o, mejor aún, el tetraisopalmitato, el retinol o el acetato o palmitato de retinol). Todo ello está demostrado que previene las arrugas. Ver *Recursos* página 203

- Limitar la exposición a la intensa luz del sol y aplicar protección solar a la piel.

- Lavarse la piel con agua o con una crema limpiadora suave a base de aceite en lugar de hacerlo con jabón.

El ejercicio nos mantendrá jóvenes

Según el doctor Rose y el doctor Cohen, de la administración de veteranos del Hospital de Boston, el ejercicio regular puede conseguir que sumemos siete años a nuestra esperanza de vida. De todas formas, el ejercicio debe continuarse toda la vida y escogeremos preferentemente el aeróbico, es decir, aquél en el que el ritmo cardíaco alcanza un 80% de su potencia máxima como mínimo durante 20 minutos. Es bueno ir en bicicleta, nadar y correr. Los ejercicios de levantamiento de pesas y los estiramientos, por otra parte, contribuyen poco en la longevidad (aunque nos reporten otros beneficios). El ejercicio aeróbico reduce los niveles de colesterol de la sangre, el ritmo del pulso y la tensión sanguínea, al tiempo que fomenta la salud vascular y estimula la función mental. También ayuda a mantener el control del azúcar en la sangre, por lo que está especialmente indicado para los diabéticos.

Resumen

Podemos frenar nuestro propio ritmo de envejecimiento y disfrutar de una vida más longeva y saludable siguiendo los principios de nutrición óptima. En concreto:

- Dejar a un lado todo contacto que podamos evitar con los radicales libres: alimentos fritos o muy tostados, los humos de tubo de escape, el tabaco y el sol.
- Tomar suficiente cantidad de frutas y verduras ricas en antioxidantes (hay que tender a un mínimo de cinco raciones al día, y si es posible entre siete y ocho).
- No comer alimentos precocinados, refinados o azucarados.
- Beber 1,5 y 2 litros de agua al día, ya sea natural o en forma de infusión o zumos diluidos, y dejar el alcohol para las ocasiones: aún en éstas, a ser posible elegir vino tinto.
- Comer lo necesario para mantenerse en forma y con buena salud, pero no pasarse en la cantidad.
- Mantener la forma física con ejercicio aeróbico moderado (no excesivo).
- Controlar los niveles de estrés –reducirlos si hace falta– y tomarse todo los días un tiempo para relajarse.
- Dormir cada día siete horas y que el sueño sea de calidad.
- Tomar nutrientes antioxidantes adicionales, entre los cuales, vitaminas A, C y E, selenio y zinc, así como glutation, ácido alfalipoico, coenzima Q10 y carnitina. Lo ideal sería tomar un complemento antioxidante completo, además de un multivitamínico óptimo y vitamina C adicional.

Cuarta parte

Nuestro propio plan

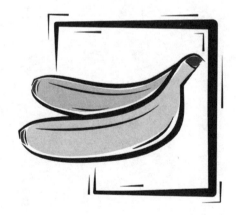

17. Pongamos en práctica lo que hemos aprendido

Felicidades: hemos llegado al punto en que podemos empezar a planificar la forma de poner en práctica lo que hemos aprendido.

Es de esperar que a estas alturas el lector haya cogido el tranquillo de la nutrición óptima. En la primera parte del libro se han expuesto los puntos básicos de la dieta y los suplementos. Quienes hayan seguido los cuestionarios de la segunda parte sabrán qué partes específicas de su salud pueden beneficiarse de una atención extra. Ahora vamos reunir la información para poder formular el plan de acción personal 100% saludable.

Seamos audaces y realistas

Sacaremos los mejores resultados si vamos realmente a por ello, lo que significa mejorar la alimentación en lo posible y tomar los suplementos adecuados durante un mes. Aconsejaríamos al lector que tomara la decisión de cambiar sus hábitos alimentarios durante estas cuatro semanas. Para ello hará falta disciplina. Pero los resultados valdrán la pena.

Nunca debemos prepararnos para el fracaso, al contrario, hay que establecer unos objetivos alcanzables. Quienes estén tomando, por ejemplo, cinco cafés al día, no pueden dejarlos todos de golpe. Sería más razonable tomar dos al día durante la primera semana, uno en la segunda y dejarlo en la tercera. Así pues, cada cual se marcará sus objetivos ideales, preguntándose: «¿Es algo alcanzable y realista?» he aquí las metas en cuanto a alimentación a las que vamos a aspirar.

Metas en alimentación

Como hemos estudiado en la Primera parte, hay que tender hacia diez objetivos básicos en la dieta:

1. Tomar a diario un puñado de semillas o frutos secos (enteros o molidos) o bien una cucharada sopera de aceite de semillas prensadas en frío.
2. Tomar a diario dos raciones de judías, lentejas, quinua, tofu (soja), verduras con «semillas» u otra proteína vegetal, o una pequeña ración de carne magra, pescado, queso o huevos de corral.
3. Tomar todos los días tres o más raciones de fruta fresca (una mezcla de colores).
4. Tomar todos los días cuatro o más raciones de cereales integrales, como arroz, centeno, avena, trigo integral, maíz o quinua, solos o en pan, pasta o con legumbres.
5. Tomar todos los días cinco raciones de verduras y hortalizas de hoja verde oscuro o raíz, como berros, zanahorias, boniato, brécol, coles de Bruselas, espinacas, judías verdes o pimientos, en crudo o ligeramente cocidos.
6. Tomar cada día seis vaso de agua, de zumo diluido o infusión.
7. Tomar tres veces a la semana pescado graso (anchoas, sardinas, caballa, trucha, salmón, arenque y, de vez en cuando, atún fresco, o bien, en caso de no tomar pescado, un suplemento de aceite de pescado que contenga EPA, DPA y DHA.
8. Escoger alimentos integrales: cereales integrales, lentejas, judías, frutos secos, semillas, fruta y verduras ecológicas siempre que sea posible.
9. Evitar alimentos refinados, azucarados y precocinados, en especial los que contengan aditivos artificiales.

Consultemos en Internet nuestro propio programa 100% saludable

Conseguiremos nuestro propio plan de acción consultando *www.patickhol-ford.com* y rellenando la valoración en línea (100% Health Assessment). La parte del análisis es gratuita: se valora el estado de salud en áreas similares a las de los cuestionarios de la segunda parte del libro y proporciona resultados para cada una. Por un precio módico, se consigue también un plan de acción detallado con objetivos en cuanto a dieta adaptados a las necesidades de cada cual, junto con un plan de suplementos personalizado.

10. Evitar la comida frita, dorada o excesivamente hecha, las grasas hidrogenadas y el exceso de grasa animal.

Evidentemente, no sugerimos un cambio alimentario de la noche a la mañana, sino más bien centrarse en un punto o dos cada semana e irlos incorporando gradualmente. El plan de acción personal 100% saludable del final·del capítulo está pensado como ayuda para facilitar los cambios en la dieta.

Para saber qué objetivo debe tener prioridad, escribiremos los resultados obtenidos en cada una de las principales áreas de salud que se tratan en la segunda parte en el recuadro siguiente (o bien los copiaremos en un papel a parte). Pondremos al lado con qué zona de color tiene una correlación, es decir, la roja, la amarilla o la verde.

Demos prioridad a los objetivos en la dieta

Si en un punto concreto nos encontramos en la zona roja, prestaremos especial atención a las metas alimentarias subrayadas en este punto específico. Tengamos en cuenta que no debemos sobrecargarnos: elegiremos uno o dos puntos por semana. Si el rojo está en más de un área, empezaremos siguiendo el orden establecido: primero, equilibrio del azúcar en la sangre, luego digestión, desintoxicación, el equilibrio hormonal, función inmunológica y por fin mente, estado de ánimo y memoria. Una vez abordada la cuestión roja, pasaremos a la amarilla.

Para facilitar la tarea, se repiten aquí muchos de los objetivos alimentarios de capítulos anteriores, si bien se presentan otros adicionales, que también debemos hacer nuestros: son los que vienen en cursiva.

Mis resultados en salud

	Resultado (número de respuestas positivas)	Zona de color (rojo, amarillo, verde)
1. Equilibrio de azúcar en sangre	❑	
2. Digestión	❑	
3. Desintoxicación	❑	
4. Equilibrio hormonal	❑	
5. Función inmunológica	❑	
6. Mente, estado de ánimo y memoria	❑	

Equilibrio del azúcar en la sangre

El mantenimiento del equilibrio del azúcar en la sangre constituye el secreto para gozar de energía y mantener el peso ideal.

- Evitaremos alimentos refinados, blancos, azucarados y precocinados, sobre todo los que contienen aditivos artificiales.

- Escogeremos alimentos sin refinar, con bajo contenido glucémico y procuraremos tomar proteínas en cada comida o tentempié.
- Evitaremos todo tipo de bebidas con cafeína, como café, té y cola. En lugar de ello escogeremos té rooibos u otro tipo de infusión.
- Si necesitamos perder peso, tomaremos 40 unidades de carga glucémica al día hasta alcanzar nuestro objetivo (ver capítulo 7).

Digestión

Los problemas digestivos, de absorción y eliminación, así como los de intolerancia alimentaria, además de crear síntomas desagradables, pueden debilitar nuestra salud en otros aspectos.

- Escogeremos alimentos integrales: cereales, lentejas, frutos secos, semillas, frutas y verduras a ser posible ecológicas.
- Evitaremos alimentos refinados, blancos y azucarados, sobre todo los precocinados que contengan aditivos artificiales.
- Tomaremos seis vasos de agua natural, de zumo diluido o infusión.
- *Reduciremos en nuestra dieta los derivados del trigo y los sustituiremos por avena, arroz integral, quinua, mijo y, de vez en cuando, pan de centeno.*
- *Si sospechamos que sufrimos intolerancia respecto a algún alimento que tomamos, procuraremos descubrir cuál es y eliminarlo. Los alérgenos más corrientes son el trigo, la leche, los cereales con gluten, los huevos, los cítricos, el chocolate y la soja.*

Desintoxicación

La capacidad de desintoxicación es esencial para gozar de buena salud.

- Tomaremos tres o más raciones al día de fruta fresca (mejor en una mezcla de colores).
- Tomaremos cinco raciones al día de verduras y hortalizas de hoja verde oscuro o raíz, como berros, zanahorias, boniato, brécol, coles de Bruselas, espinacas, judías verdes o pimientos, en crudo o ligeramente cocidos.
- Evitaremos alimentos fritos, dorados o excesivamente hechos, grasas hidrogenadas y un exceso de grasa animal.
- *Limitaremos nuestra ingestión de alcohol a 225 cl de cerveza o una copa de vino tinto al día.*
- *Decidiremos seguir un programa semanal de desintoxicación para dar un descanso al hígado y llevar a cabo una limpieza en el cuerpo (ver página 107).*

Equilibrio hormonal

Cuando nuestras hormonas se encuentran en perfecta armonía, los síntomas de desequilibrio hormonal quedan ya relegados al pasado.

- Tomaremos un puñado de semillas o frutos secos (enteros o molidos) o bien una cucharada sopera de aceite de semillas prensadas en frío.
- Evitaremos los alimentos fritos, dorados o excesivamente pasados, las grasas hidrogenadas y el exceso de grasa animal.
- *Nos marcaremos como objetivo que la mitad de los alimentos y las bebidas que tomemos sean de procedencia ecológica, caso de que no sea posible la totalidad.*

Función inmunológica

El mantenimiento de un sistema inmunológico fuerte nos ayuda a no contraer enfermedades ni desarrollar alergias.

- Tomaremos tres o más raciones diarias de fruta fresca (mejor una mezcla de colores).
- Tomaremos cinco raciones al día de verduras y hortalizas de hoja verde oscuro o raíz, como berros, zanahorias, boniato, brécol, coles de Bruselas, espinacas, judías verdes o pimientos, en crudo o ligeramente cocidos.
- *Limitaremos la ingestión de alcohol a como máximo 225 cl de cerveza o una copa de vino tinto al día. No fumaremos.*

Mente, estado de ánimo y memoria

Podemos conseguir una mente aguda, un estado de ánimo optimista y una buena memoria con una nutrición óptima.

- Tomaremos un puñado de semillas o frutos secos (enteros o molidos) o bien una cucharada de aceite de semillas prensadas en frío.
- Tomaremos pescado graso tres veces a la semana (anchoas, sardinas, caballa, salmón trucha, arenque y, de vez en cuando, atún fresco) o bien un suplemento de pescado que contenga EPA y DHA.
- *Tomaremos seis huevos de corral ricos en omega-3 a la semana.*

Vamos a establecer un programa de suplementos

Como hemos visto en la primera parte, pese a que la adieta puede mejorar la salud, necesitamos también suplementos para asegurar que conseguimos unos niveles óptimos de los nutrientes necesarios para alcanzar nuestro objetivo de vida saludable al 100%. Un programa básico de suplementos debería incluir:

- Un complejo multivitamínico y mineral de gran fuerza.
- Entre 1.000 y 2.000 mg extras de vitamina C.
- Grasas esenciales omega-3 y omega-6, sobre todo quienes no sientan una atracción especial por el pescado graso (o no lo tomen tres veces a la semana), además de frutos secos y semillas a diario. Y...
- Una preparación antioxidante quienes vivan en una ciudad con mucho ajetreo, estén en contacto con muchas toxinas o hayan superado los cincuenta.

Una vez identificados los puntos débiles de la segunda parte, veremos que podemos tomar algún suplemento adicional para solucionar los problemas en este sentido. Si hemos establecido unas cuantas prioridades absolutas, en el caso, por ejemplo, de que estemos en rojo en más de una zona, sería bueno atenderlas de inmediato siguiendo el mismo orden de los objetivos de la dieta: o sea, el equilibrio del azúcar en la sangre en primer lugar, luego la digestión, la desintoxicación, las hormonas, la función inmunológica y por fin la mente, el estado de ánimo y la memoria.

Consultar un poco más abajo el resumen de los principales suplementos para cada uno de estos puntos. Están pensados para consumir durante el periodo de recuperación de cada área en concreto, por lo que tendremos en cuenta que no debemos tomarlos durante largas temporadas (seis meses, por ejemplo) sin la supervisión de un terapeuta nutricional.

Para mejorar el equilibrio del azúcar en la sangre y estimular la pérdida de peso, nos plantearemos:

- Un programa básico de suplementos (multivitamínicos, vitamina C y grasas esenciales).

- Cromo (200 mcg diarios); buscaremos un preparado que contenga asimismo canela, en caso de diabetes o de presentar «resistencia a la insulina», puesto que esta sustancia intensifica el efecto del cromo.

- Ácido hidroxicítrico (750 mg diarios), además de 5-HTP en caso de que el principal problema radique en el peso o en el ansia de alimentos dulces. NOTA: No hay que tomar 5-HTP si se sigue un tratamiento con antidepresivos.

Para mejorar la digestión nos plantearemos:

- Un programa básico de suplementos (multivitamínicos, vitamina C y grasas esenciales).
- Enzimas digestivos de amplio espectro en cada comida.
- Un suplemento probiótico diario que contenga bacterias acidófilos y bífidus.
- Glutamina (5 g al día, disuelta en agua, con el estómago vacío, antes de desayunar o de acostarse durante quince días).

Para estimular de desintoxicación, nos plantearemos:

- Un programa básico de suplementos (multivitamínicos, vitamina C y grasas esenciales).
- Un suplemento antioxidante diario que contenga como mínimo 1.500 mcg RE de vitamina A, 25 mg de glutation (reducido), 200 mg de vitamina E, 10 mg de coenzima Q10, 10 mg de ácido alfalipoico, 500 mg de antocianidina, 50 mcg de selenio y 10 mg de zinc.
- Vitamina C extra (1-2 g al día).
- MSM, es decir, metilsulfonilmetano (1-2 g al día).

Para reducir la inflamación y aliviar el dolor de forma natural, nos plantearemos:

- Un programa básico de suplementos (multivitamínicos, vitamina C y grasas esenciales).
- Aceites de pescado omega-3 extra (1.000 mg de EPA al día).
- Un suplemento antioxidante diario que contenga como mínimo 1.500 mcg RE de vitamina A, 25 mc de glutation (reducido), 200 mg de vitamina E, 10 mg de coenzima Q10, 10 mg de ácido alfalipoico, 50 mg de antocianidina, 50 mcg de selenio y 10 mg de zinc.
- Un preparado que contenga una combinación de antiinflamatorios naturales, como:
  La cúrcuma, con alto contenido en curcumina (500-1.500 mg).
  Boswellia (400-1.200 mg).
  Ashwagandha (300-1.000 mg).
  Extracto de lúpulo, con alto contenido en isooxígeno (500-1.500 mg).
  Extracto de aceituna, con alto contenido en olivenol (60-120 mg).
  Jengibre (500-2.000 mg) o bien un trozo de jengibre fresco, aproximadamente de 1 cm, al día.
  Glucosamida, para las articulaciones (1-3 g).
  MSM. Con alto contenido en azufre (1-3 g).

En los preparados combinados, buscaremos el nivel más bajo. Quienes experimenten con nutrientes o plantas en concreto, tenderán al contenido máximo. Todas las cantidades deben tomarse a diario.

Para fomentar el equilibrio hormonal, nos plantearemos:

- Un programa básico de suplementos (multivitamínicos, vitamina C y grasas esenciales).
- Como apoyo a la tiroides, un preparado que contenga tirosina, yodo, zinc y selenio.

- Para aliviar una serie de síntomas hormonales, buscaremos un preparado que contenga vitamina C extra, zinc, isoflavonas, vitaminas B extra, así como un nutriente denominado DIM rico en brécol.
- Para estimular el equilibrio hormonal en la menopausia, vitamina C extra (1 g al día) en un preparado que contenga además bioflavonoides.
- Contra la sequedad en la menopausia, vitamina E extra (600 mg al día).
- Para aliviar los síntomas menopáusicos, en especial los sofocos, *Vitex agnus-castus* (20-40 mg diarios).

Para fomentar la función inmunológica, nos plantearemos:

- Un programa básico de suplementos (multivitamínicos, vitamina C y grasas esenciales).
- 2-4 g de vitamina C al día, en total y extra, para combatir una infección.
- Un suplemento antioxidante diario que contenga como mínimo 1.500 mcg RE de vitamina A, 25 mg de glutation (reducido), 200 mg de vitamina E, 10 mg de coenzima Q10, 10 mg de ácido alfalipoico, 50 mg de antocianidina, 50 mcg de selenio y 10 mg de zinc.
- Durante una infección, nos plantearemos un preparado diario con extractos de frutas del bosque, en especial, extracto de baya de saúco (mínimo 100 mg) y jengibre. Algunos preparados de vitamina C lo contienen.
- Un suplemento probiótico diario.

Para mejorar el estado de ánimo, la memoria y la concentración, nos plantearemos:

- Un programa básico de suplementos (multivitamínicos, vitamina C y grasas esenciales).

- Para mejorar la memoria, un suplemento extra vitamina B (como mínimo 50 mg de B$_5$), TMG (100 mg dos veces al día) con fosfolípidos fosfatidilcolina y fosfatidilserina y DMAE en un preparado combinado.
- Para mejorar el estado de ánimo, un suplemento de 100 mg de 5-HTP dos veces al día. Además, 2.000 mg de aceite de pescado omega-3 (que proporciona 100 mg de EPA).
- Para el dinamismo y la motivación, un suplemento de 500 mg de tirosina dos veces al día, a ser posible en un preparado que contenga plantas adaptógenas, como el ginseng asiático, americano y siberiano y el extracto de seta reishi y vitaminas B.

En la tercera parte se incluyen también sugerencias en cuanto a otros suplementos, por ejemplo, para solucionar problemas específicos como la hipertensión, los altos niveles de colesterol o para mejorar el estado de la piel. Consultar la *Guía de suplementos* del final del libro par ver recomendaciones sobre marcas y productos.

Una vez decidido qué deseamos tomar y qué suplementos nos convienen (ver *Guía de suplementos* para más sugerencias), anotaremos nuestro propio programa de suplementos en el plan de acción 100% saludable. Caso de no ver claro qué suplementos son los más adecuados para cada cual, puede consultarse el sitio: *www.patrickholford.com.*

Ejercicio y relajación

Es importante comer bien y asegurarse de que se toman todos los nutrientes necesarios para una salud óptima. Pero hay dos puntos esenciales en la ecuación de la salud óptima que son el ejercicio y la relajación.

El ejercicio es mejor que entre en la planificación diaria, así es más fácil seguirlo. Por ejemplo, llevaremos a los niños a la escuela a pie y no en coche o bien convertiremos la limpieza de la casa en una

Mi plan de acción 100% saludable

Fecha:

Semana:

Plan de salud al 100 %

Objetivos generales en dieta	Práctica habitual	Objetivos de esta semana	Objetivos de la semana siguiente
1. Tomar un puñado de semillas o frutos secos, o bien una cucharada se aceite de semillas prensadas en frío.	☐	☐	☐
2. Tomar dos raciones de proteína vegetal –o una reducida ración de carne magra, pescado, queso o huevo de corral– cada día.	☐	☐	☐
3. Tomar tres o más piezas de fruta fresca al día.	☐	☐	☐
4. Tomar cuatro o más raciones diarias de cereales integrales.	☐	☐	☐
5. Tomar cinco raciones al día de verduras de hoja verde oscuro, en crudo o ligeramente cocidas.	☐	☐	☐
6. Tomar seis vasos de agua, de zumo diluido o infusión.	☐	☐	☐
7. Tomar pescado graso tres veces a la semana o bien un suplemento de aceite de pescado.	☐	☐	☐
8. Escoger alimentos integrales: cereales, lentejas, judías, frutos secos, semillas y fruta fresca y verduras ecológicos.	☐	☐	☐
9. Evitar alimentos refinados, blancos y azucarados o bien precocinados, sobre todo si contienen aditivos artificiales.	☐	☐	☐
10. Evitar alimentos fritos, dorados o excesivamente hechos, grasas hidrogenadas y un exceso de grasa animal.	☐	☐	☐

Objetivos adicionales en la dieta (los encontraremos en cursiva en las páginas 175-177)

....

....

....

....

....

Suplementos (Anotaremos lo que tomamos, la dosis y cuando lo tomamos)		
	mañana:	tarde:
....		
....		
....		
....		
....		

Es imprescindible incluir ejercicio regular y relajación en el plan semanal. Una ayuda para seguir el plan: fotocopiar esta página y escribir lo que vamos a hacer, cuándo lo haremos y durante cuántos días. Si lo que hemos escogido es, por ejemplo, yoga, lo marcaremos en («cuál»), por la mañana («cuándo»), durante 30 minutos («duración»), los miércoles y sábados («frecuencia»).

Plan de ejercicio y relajación			
Cuál	Cuándo	Duración	Frecuencia
....	....	....	....
....	....	....	....
....	....	....	....
....	....	....	....

sesión aeróbica, y todo ello nos resultará más factible que acudir con regularidad al gimnasio. Otro buen sistema para mantener la motivación es el de llevar a cabo el ejercicio en compañía, ya sea montando grupos de paseo o carrera o apuntándose a clases de baile.

El ejercicio suave, como el yoga o el taichi, es un sistema excelente de reducir el estrés y tonificar y fortificar el cuerpo. En muchos lugares podremos apuntarnos a clases de estas disciplinas. Otro sistema excelente, que puede aprenderse en una tarde y luego practicarse a diario en casa, es el denominado de psicocalistenia. Significa fuerza *(sthenia)* y belleza *(calos)* a través de la respiración *(psyque)*. Sólo hay que invertir 16 minutos al día. Yo lo práctico y me parece que me da muchísima energía, además de ayudarme a tonificar y mantener en forma el cuerpo. Ver *Guía de recursos* detalles sobre el DVD, el libro, el CD y los talleres que organizamos sobre ello.

Es importante que nuestro plan semanal incluya ejercicio o relajación regular, de modo que vamos a copiar el plan anterior y establecer los objetivos personales en él.

Establecezcamos nuestro propio plan de acción 100% saludable

Esperamos que a estas alturas el lector tenga idea de lo que desea y del orden que seguirá para llevarlo a cabo. Ha llegado, pues, el momento de trasladar nuestros objetivos al plan de acción 100% saludable. Podemos fotocopiar el recuadro anterior y pegarlo a la puerta del frigorífico para que nos recuerde hacia dónde se dirige nuestro trabajo, así como lo que hemos conseguido ya. Nuestra sugerencia es la de revisarlo todas las semanas y añadir nuevas metas a medida que van alcanzándose las establecidas.

Aumentemos nuestra motivación

Los cambios son siempre difíciles. Ahora bien, para conseguir una salud óptima vale la pena esforzarse (vamos a revisar los recuadros que rellenamos al principio para constatar posibles recompensas). A fin de aumentar las posibilidades de éxito, he aquí unas sugerencias:

- Podemos fotocopiar nuestros planes semanales y pegarlos al frigorífico o a un tablón que tengamos en la cocina, así tendremos siempre un recordatorio de nuestros objetivos en cuanto a salud.
- Vaciaremos los armarios para quitarnos de encima una serie de tentaciones. Los llenaremos, en cambio, de productos alternativos; por ejemplo podemos sustituir el té o el café por infusio-

nes de plantas o malta, y en lugar de tomar galletas entre comidas, optar por tortitas de avena y hummus.

- Contaremos nuestro plan a amigos y familiares y les pediremos apoyo.

- Mejor aún, les animaremos a trabajar para alcanzar juntos una salud mejor. Si tenemos a alguien con quien compartirlo, es más probable que sigamos el plan y avancemos en él.

¿Nos hace falta una ayuda extra?

Podemos hacer mucho para mejorar de forma significativa nuestra salud si seguimos los consejos del libro: optimizar la dieta, aumentar la ingestión de nutrientes vitales a través de los suplementos, hacer ejercicio regular y relajarnos. No obstante, algunos necesitan una ayuda extra para solucionar problemas a más largo plazo o de mayor complicación. Si éste es el caso del lector, ahí van unas sugerencias:

- En primer lugar, al final de cada capítulo o tema, hemos presentado recomendaciones sobre libros que entran en detalle sobre una serie de puntos específicos. Será un buen comienzo para descubrir otros.

- En segundo lugar, hemos hablado de unas cuantas pruebas que nos ayudarán a encontrar respuestas: a identificar, por ejemplo, las intolerancias en cuanto a alimentación o a establecer nuestro nivel de homocisteína, el marcador clave para la salud. Podemos encargar estas pruebas, tomar las muestras de sangre pertinentes (normalmente un pinchazo bastará) y mandarlas a analizar al laboratorio. Para más detalle, ver apartado *Recursos*.

- Quienes deseen un plan más detallado –junto con recomendaciones específicas en cuanto a suplementos– pueden dirigirse a *www.patrickholford.com* para una evaluación global en línea.

- Por último, podemos sacar partido de un plan más detallado y a la medida confeccionado por un terapeuta nutricional titulado.

Ellos son quienes pueden, a partir del historial, pedir pruebas adicionales para descubrir la bioquímica y el estado nutricional de cada cual. A partir de aquí, podemos seguir una dieta y un programa de suplementos ideado profesionalmente para satisfacer nuestras propias necesidades y dispondremos además de apoyo para alcanzar la meta de la salud óptima. El lector encontrará detalles para localizar estos servicios en el apartado de *Recursos* del final del libro.

El seguimiento del avance

Para ponernos en marcha en la vía de mejorar la salud, es importante hacer una evaluación de nuestro estado en cada uno de los seis puntos clave que hemos visto en la segunda parte. Recomendamos llevarla a cabo cada dos o tres meses: Así veremos a qué ritmo avanzamos. Lo haremos o bien borrando los resultados que hemos escrito (si están a lápiz) y escribiendo otra vez las respuestas en cada capítulo (aunque vale la pena tener constancia de resultados anteriores para poder comparar), o bien entrando en *www.patickholford.com* y clicando «free online health assessment». Allí podemos rellenar los mismos cuestionarios electrónicamente y mantener constancia de los resultados.

Apuntémonos a la salud 100%

Quien se apunte a salud 100% tendrá a nuestro equipo y a mi a mano y entre todos haremos lo posible para que mantenga su salud, no le falte información, participe en seminarios y talleres y disponga ayuda para encontrar un programa de nutrición óptima perfecto. Ver *www.patrickholford.com*.

Quinta parte

Información útil

Datos específicos sobre nutrientes

Guía que especifica las virtudes de cada vitamina, mineral y grasa esencial, los síntomas en cuanto a deficiencias más corrientes y las mejores fuentes de cada cual.

Vitaminas

Vitamina A (retinol y betacaroteno)

- **Virtudes:** Es buena para la piel, tanto en su parte interior como en la exterior, protege contra las infecciones. Es antioxidante y estimula el sistema inmunitario. Actúa como protección contra distintas formas de cáncer. Esencial para la visión nocturna.
- **Síntomas de deficiencia:** úlceras bucales, escasa visión nocturna, acné, resfriados e infecciones frecuentes, piel seca y escamosa, caspa, aftas o cistitis, diarrea.
- **Mejores fuentes alimentarias:** hígado, zanahoria, berros, col, calabaza, boniato, melón, mango, tomate, brécol, albaricoque, papaya.
- **Cantidad diaria óptima:** 2.500 mcg (1.500 mcg a partir de una dieta correcta; 1.000 mcg a partir de suplementos).

B_1 (tiamina)

- **Virtudes**: Esencial para la producción de energía, la función cerebral y la digestión. Ayuda al cuerpo a aprovechar las proteínas.

- **Síntomas de deficiencia:** músculos sensibles, malestar en los ojos, irritabilidad, falta de concentración, picores en las piernas, memoria deficiente, dolores de estómago, estreñimiento, cosquilleo en las manos, ritmo cardiaco acelerado.
- **Mejores fuentes alimentarias:** berros, calabaza, calabacín, cordero, espárragos, setas, guisantes, lechuga, pimiento, coliflor, col, tomate, coles de Bruselas, judías.
- Cantidad diaria óptima: 35 mg (5 mg a partir de una dieta correcta; 30 mg a partir de suplementos).

B$_2$ (riboflavina)

- **Virtudes:** Contribuye en la conversión de grasas, azúcares y proteínas en energía. Necesaria para reparar la piel y mantener su salud, tanto en su parte interna como en la interna. Ayuda a regular la acidez corporal. Importante para el pelo, las uñas y los ojos.
- **Síntomas de deficiencia:** irritaciones en los ojos, sensibilidad frente a la luz fuerte, molestias en la lengua, cataratas, pelo sin brillo o graso, eczema o dermatitis, uñas quebradizas, labios agrietados.
- **Mejores fuentes alimentarias:** setas, berros, col, espárragos, brécol, calabaza, judías germinadas, caballa, leche, brotes de bambú, tomate, germen de trigo.
- **Cantidad diaria óptima:** 35 mg (5 mg a partir de una dieta correcta; 30 mg a partir de suplementos.

B$_3$ (niacina)

- **Virtudes**: Esencial para la producción de energía, la función cerebral y la piel. Ayuda a equilibrar el azúcar en la sangre y a reducir los niveles de colesterol. Útil también contra inflamaciones y en la digestión.
- **Síntomas de deficiencia:** falta de energía, diarrea, insomnio, jaquecas o migrañas, mala memoria, nerviosismo o tensión, depre-

sión, irritabilidad, encías sangrantes o delicadas, acné, eczema/dermatitis.

- **Mejores fuentes alimentarias:** setas, atún, pollo salmón, espárragos, col, cordero, caballa, pavo, tomate, calabacín, calabaza, coliflor, trigo integral.
- **Cantidad diaria óptima:** 100 mg (50 mg a partir de una dieta correcta; 50 mg a partir de suplementos).

B_5 (ácido pantoténico)

- **Virtudes:** Contribuye en la producción de energía, controla el metabolismo de las grasas. Esencial para el cerebro y el sistema nervioso. Colabora con las hormonas antiestrés. Mantiene la piel y el pelo sanos.
- **Síntomas de deficiencia:** Temblores musculares, calambres, apatía, falta de concentración, quemazón en los pies o talones sensibles, náuseas o vómitos, falta de energía, agotamiento después de un ejercicio suave, nerviosismo o tensión, rechinar de dientes.
- **Mejores fuentes alimentarias:** setas, berros, brécol, brotes de alfalfa, guisantes, lentejas, tomates, col, apio, fresas, huevos, calabaza, aguacate, trigo integral.
- **Cantidad diaria óptima:** 100 mg (20 mg a partir de una dieta correcta; 80 mg a partir de suplementos).

B_6 (piridoxina)

- **Virtudes:** Esencial para la digestión y la utilización de las proteínas, para la función cerebral y la producción hormonal. Ayuda a equilibrar las hormonas sexuales, de ahí su utilidad en casos de síndrome premenstrual y en menopausia. Funciona como antidepresivo natural y como diurético. Ayuda a controlar las reacciones alérgicas.
- **Síntomas de deficiencia:** recuerdo poco frecuente de los sueños, retención de líquidos, hormigueo en las manos, depresión o ner-

viosismo, irritabilidad, temblores musculares o calambres, falta de energía, piel escamosa.

- **Mejores fuentes alimentarias:** berros, coliflor, col, pimientos, plátanos, calabaza, brécol, espárragos, lentejas, frijoles, coles de Bruselas, cebolla, semillas y frutos secos.
- **Nutrición óptima diaria:** 25 mg (5 mg a partir de una dieta correcta; 20 mg a partir de suplementos).

B_{12} (cianocobalamina)

- **Virtudes**: Necesaria para la utilización de las proteínas. Ayuda a transportar el oxígeno de la sangre;esencial, pues, para la energía. Importante para la creación de nuevas células. Básica para el sistema nervioso.
- **Síntomas de deficiencia:** mal estado del pelo, eczema o dermatitis, hipersensibilidad bucal frente al calor o al frío, irritabilidad, nerviosismo o tensión, falta de energía, estreñimiento, músculos sensibles o doloridos, palidez.
- **Mejores fuentes alimentarias:** ostras, sardinas, atún, cordero, huevos, gambas, requesón, leche, pavo, pollo, queso.
- **Cantidad diaria óptima:** 25 mcg (10 mcg a partir de un dieta correcta; 15 mcg a partir de suplementos).

Ácido fólico

- **Virtudes**: Básico en el embarazo para el desarrollo del cerebro y el sistema nervioso del feto. Esencial también para la función cerebral y nerviosa. Importante para la utilización de las proteínas y para la formación de glóbulos rojos.
- **Síntomas de deficiencia:** anemia, eczema, labios agrietados, canas prematuras, nerviosismo o tensión, mala memoria, falta de energía, falta de apetito, dolores de estómago, depresión.

- **Mejores fuentes alimentarias:** germen de trigo, espinacas, cacahuetes, germinados, espárragos, semillas de sésamo, avellanas, brécol, anacardos, coliflor, nueces, aguacate.
- **Cantidad diaria óptima:** 600 mcg (400 mcg a partir de una dieta correcta; 200 mcg a partir de suplementos).

Biotina

- **Virtudes:** Especialmente importante para los niños. Contribuye en la utilización de las grasas esenciales por parte del cuerpo y fomenta la salud de la piel, el pelo y el sistema nervioso.
- **Síntomas de deficiencia:** piel seca, mal estado del pelo, canas prematuras, músculos sensibles o doloridos, falta de apetito o náuseas, eczema o dermatitis.
- **Mejores fuentes alimentarias:** coliflor, lechuga, guisantes, tomate, ostras, pomelo, sandía, maíz, col, almendras, cerezas, arenque, leche, huevos.
- **Cantidad diaria óptima:** 150 mcg (100 mcg a partir de una dieta correcta; 50 mcg a partir de suplementos).

Vitamina C (ácido ascórbico)

- **Virtudes:** Fortalece el sistema inmunológico: combate las infecciones. Fabrica colágeno, mantiene los huesos, la piel y las articulaciones firmes y fuertes. Antioxidante, desintoxica en caso de contaminante y protege contra el cáncer y el infarto. Ayuda a fabricar hormonas antiestrés y convierte los alimentos en energía.
- **Síntomas de deficiencia:** resfriados frecuentes, falta de energía, infecciones frecuentes, encías sangrantes o sensibles, moretones sin causa aparente, sangrado de la nariz, lentitud en la curación de heridas, rojeces en la piel.
- **Mejores fuentes alimentarias:** pimientos, berros, col, brécol, coliflor, fresas, limón, kiwi, guisantes, melón, naranja, pomelo, lima, tomate.

- **Cantidad diaria óptima:** 2.000 mg (200 mg a partir de una dieta correcta; 1.800 mg a partir de suplementos).

Vitamina D (ergocalciferol, colecalciferol)

- **Virtudes:** ayuda a mantener unos huesos fuertes y sanos, pues retienen el calcio.
- **Síntomas de deficiencia:** dolor en articulaciones, dolor de espalda, caries, calambres musculares, caída del pelo.
- **Mejores fuentes alimentarias:** arenque, caballa, salmón, ostras, requesón, huevos.
- **Cantidad diaria óptima:** 30 mcg (15 mcg a partir de una dieta correcta y de la exposición al sol, que proporciona el equivalente a 10 mcg; 15 mcg a partir de suplementos y 25 mcg en invierno).

Vitamina E (D-alfatocoferol)

- **Virtudes:** Antioxidante, protege las células del deterioro, incluso contra el cáncer. Contribuye en la utilización del oxígeno por parte del cuerpo, previene coágulos sanguíneos, trombosis, aterosclerosis. Mejora la curación de heridas y la fertilidad. Es buena para la piel.
- **Síntomas de deficiencia:** falta de libido, agotamiento después de un ejercicio suave, moretones sin causa aparente, lentitud en la curación de heridas, varices, pérdida de tono muscular, infertilidad.
- **Mejores fuentes alimentarias:** aceite de maíz sin refinar, pipas de girasol, cacahuetes, semillas de sésamo, judías, guisantes, germen de trigo, atún, sardinas, salmón, boniatos.
- **Cantidad diaria óptima:** 250 mg (50 mg a partir de una dieta correcta; 200 mg a partir de suplementos).

K (filoquinona)

- **Virtudes:** controla los coágulos sanguíneos.

- **Mejores fuentes alimentarias:** coliflor, coles de Bruselas, lechuga, col, judía, brécol, guisantes, berros, espárragos, patatas, aceite de maíz, tomates, leche.
- **Cantidad diaria óptima:** No se ha establecido ninguna. Las bacterias de los intestinos proporcionan dosis suficientes. No hacen falta suplementos.

Minerales

Calcio

- **Virtudes:** fomenta la salud cardiaca, controla los coágulos sanguíneos, proporciona un sistema nervioso sano, mejora la contracción muscular, la piel, la salud de huesos y dientes, alivia el dolor muscular y óseo, mantiene el correcto equilibrio ácido-alcalino, reduce los dolores menstruales y los temblores.
- **Síntomas de deficiencia:** calambres o temblores, insomnio o nerviosismo, dolores articulares o artritis, caries, hipertensión.
- **Mejores fuentes alimentarias:** queso, almendras, levadura de cerveza, perejil, tortitas de maíz, alcachofas, ciruelas, pepitas de calabaza, judías deshidratadas, col, trigo.
- **Cantidad diaria óptima:** 1.000 mg (800 mg a partir e una dieta correcta, 200 mg a partir de suplementos).

Cromo

- **Virtudes:** ayuda a equilibrar el azúcar en la sangre, estabiliza la sensación de hambre y reduce los antojos, aumenta la longevidad, ayuda en la protección de las células, es esencial para la función cardiaca.
- **Síntomas de deficiencia:** sudores excesivos o fríos, mareo o irritabilidad después de seis horas sin alimentos, necesidad de comi-

das frecuentes, manos fríos, necesidad dormir más horas de las que hacen falta o somnolencia durante el día, sed excesiva, adicción a los dulces.

- **Mejores fuentes alimentarias:** levadura de cerveza, pan integral, pan de centeno, ostras, patatas, germen de trigo, pimientos verdes, huevos, pollo, manzanas, mantequilla, nabos, harina de maíz, cordero, queso.
- **Cantidad diaria óptima:** 100 mcg (70 mcg a partir de una dieta correcta; 30 mcg a partir de suplementos).

Hierro

- **Virtudes:** Como componente de los glóbulos rojos de la sangre, el hierro transporta el oxígeno y el dióxido de carbono hacia las células y a partir de éstas a otras partes. Es también vital para la producción de energía.
- **Síntomas de deficiencia:** anemia, palidez, molestias en la lengua, cansancio, apatía, pérdida de apetito, náuseas, sensibilidad frente al frío.
- **Mejores fuentes alimentarias:** pepitas de calabaza, perejil, almendras, ciruelas, anacardos, pasas, coquitos del Brasil, nueces, dátiles, cerdo, judías deshidratadas, semillas de sésamo, pacanas.
- **Cantidad diaria óptima:** 20 mg (15 mg a partir de una dieta correcta; 5 mg a partir de suplementos).

Magnesio

- **Virtudes:** Fortalece huesos y dientes, fomenta la salud muscular al contribuir en la relajación de los músculos, y por ello es adecuado contra el síndrome premenstrual e importante para los músculos cardiacos y el sistema nervioso. Esencial para la producción de energía.
- **Síntomas de deficiencia:** temblores o espasmos musculares, debilidad muscular, insomnio o nerviosismo, hipertensión, ritmo car-

diaco irregular estreñimiento, ataques epilépticos o convulsiones, hiperactividad, depresión, confusión, falta de apetito, calcio depositado en tejidos blandos, por ejemplo, los cálculos renales.

- **Mejores fuentes alimentarias:** germen de trigo, almendras, anacardos, levadura de cerveza, harina de trigo sarraceno, coquitos del Brasil, cacahuetes, pacanas, judías, ajo, pasas, guisantes, piel de patata, cangrejo.
- **Cantidad diaria óptima:** 500 mg (350 mg a partir de una dieta correcta; 150 mg a partir de suplementos).

Manganeso

- **Virtudes:** contribuye en la formación de unos huesos, cartílagos, tejidos y nervios sanos, estabiliza el azúcar en la sangre, fomenta la salud celular, es básico para la reproducción y la síntesis de los glóbulos rojos, importante en la función cerebral.
- **Síntomas de deficiencia:** tics musculares, dolor en el crecimiento en los niños, mareo o equilibrio deficiente, ataques de epilepsia, convulsiones, dolores de rodilla y articulaciones.
- **Mejores fuentes alimentarias:** Berros, piña, gambó, endibias, moras, frambuesas, lechuga, uva, frijoles, fresas, avena, remolacha, apio.
- **Cantidad diaria óptima:** 10 mcg (6 mcg a partir de una dieta correcta; 4 mcg a partir de suplementos).

Molibdeno

- **Virtudes:** ayuda a eliminar los subproductos de la descomposición de las proteínas, fortalece los dientes, puede ayudar a reducir el riesgo de caries, desintoxica el cuerpo de los radicales libres, elementos petroquímicos y sulfitos.
- **Síntomas de deficiencia:** No se conocen, a menos que interfiera en su uso un exceso de cobre o de sulfato. En los animales, se han

detectado algunos síntomas, como dificultad en la respiración y alteraciones neurológicas.

- **Mejores fuentes alimentarias:** tomates, germen de trigo, cerdo, cordeo, lentejas, judías.
- **Cantidad diaria óptima:** No se ha establecido dosis alguna. Los suplementos oscilan entre 10 mcg y 100 mcg (1 mg al día).

Potasio

- **Virtudes:** permite que los nutrientes penetren en las células y que los residuos salgan de ellas, estimula la salud del sistema nerviosos y muscular, mantiene el equilibrio de los fluidos en el cuerpo, relaja los músculos, colabora en la secreción de insulina para el control del azúcar en la sangre, a fin de producir una energía constante, está implicado en el metabolismo, mantiene la función cardiaca, estimula los movimientos intestinales para una adecuada eliminación.
- **Síntomas de deficiencia:** ritmo cardiaco rápido, debilidad muscular, hormigueo, irritabilidad, náuseas, vómitos, diarrea, hinchazón del abdomen, celulitis, hipotensión sanguínea a raíz del desequilibrio de este mineral: alteración de los niveles de sodio, confusión, apatía mental.
- **Mejores fuentes alimentarias:** berros, endibias, col, apio, perejil, calabacín, rábanos, coliflor, setas, calabaza, melaza
- **Cantidad diaria óptima:** 2.000 mg (proporcionados por la dieta; no hacen falta suplementos).

Selenio

- **Virtudes:** propiedades antioxidantes que ayudan a proteger el cuerpo contra los radicales libres y los carcinógenos, reduce la inflamación, fomenta el sistema inmunológico para combatir infecciones, estimula la salud cardiaca, es importante para el sistema reproductor masculino y también para el metabolismo.

- **Síntomas de deficiencia:** historial de cáncer en la familia, señales de vejez prematura, cataratas, hipertensión sanguínea, infecciones frecuentes.
- **Mejores fuentes alimentarias:** atún, ostras, melazas, setas, arenque, requesón, col, hígado de vacuno, calabacín, bacalao, pollo.
- **Cantidad diaria óptima:** 100 mcg (50 mcg a partir de una dieta correcta; 50 mcg a partir de suplementos).

Zinc

- **Virtudes:** elemento que se encuentra en más de 200 enzimas del cuerpo, esencial para el crecimiento, importante para la curación, controla las hormonas, ayuda a sobrellevar el estrés, fomenta la salud del sistema nervioso y del cerebro, en especial en el feto en crecimiento, contribuye en la formación de huesos y dientes, mejora el aspecto del pelo, esencial para conseguir una energía constante.
- **Síntomas de deficiencia:** poco sentido del gusto y del olfato, marcas de color blanco en dos o más uñas, infecciones frecuentes, estrías, acné o piel grasa, baja fertilidad, palidez, tendencia a la depresión, pérdida del apetito.
- **Mejores fuentes alimentarias:** ostras, jengibre, cordero, pacanas, guisantes secos, abadejo, guisantes frescos, gambas, nabos, coquitos del Brasil, yema de huevo, trigo, centeno y avena integrales, cacahuetes, almendras.
- **Cantidad diaria óptima:** 20 mg (10 mg a partir de una dieta correcta; 10 mg a partir de suplementos).

Grasas esenciales

Omega-3 (EPA, DPA, DHA)

- **Virtudes:** fomentan la salud cardiaca; licuan la sangre; reducen la inflamación; mejoran el funcionamiento del sistema nervioso; fomentan el equilibrio y la recepción en los neurotransmisores; alivian la depresión, los síntomas de esquizofrenia, la falta de atención, la hiperactividad y el autismo; mejoran la calidad del sueño y el estado de la piel; ayudan a equilibrar las hormonas; reducen la resistencia a la insulina.

- **Síntomas de deficiencia:** piel seca, eczema, pelo seco o con caspa, sed excesiva, sudoración abundante, mala memoria o dificultades en el aprendizaje, problemas inflamatorios, como artritis, altos niveles de lípidos en sangre, depresión, síndrome premenstrual o malestar en los senos, retención de líquidos.
- **Mejores fuentes alimentarias:** caballa, pez espada, aguja, atún, salmón, sardina, semillas de lino, pipas de girasol.
- **Cantidad diaria óptima:** 1.000 mg en combinación con EPA, DPA y DHA (400 mg a partir de una dieta correcta; 600 mg a partir de suplementos).

Omega-6 (GLA)

- **Virtudes:** fomenta la salud cardiaca; licúa la sangre, reduce la inflamación, mejora el funcionamiento del sistema nervioso; fomenta el equilibrio y la recepción en neurotransmisores; alivia la depresión, los síntomas de esquizofrenia, el déficit de atención, la hiperactividad y el autismo; mejora el estado de la piel; ayuda a equilibrar las hormonas; reduce la resistencia a la insulina.
- **Síntomas de deficiencia:** piel seca, eczema, pelo seco o caspa, sed excesiva, sudoración también excesiva, síndrome premenstrual o dolor en los senos, retención de líquidos.
- **Mejores fuentes alimentarias:** aceite de cártamo, aceite de girasol, aceite de maíz, pipas de girasol, pipas de calabaza, nueces, germen de trigo, semillas de sésamo.
- **Cantidad diaria óptima:** 100 mg (50 mg a partir de una dieta correcta; 50 mg a partir de suplementos).

Recursos

- **Food for thr Brain Fondation.** Organismo educativo sin ánimo de lucro que fomenta la relación entre nutrición óptima y salud mental y lleva a cabo campañas de asesoramiento para escuelas y padres sobre el fomento de la función cerebral de los niños a través de la calidad de los alimentos ingeridos en la escuela y en casa. Puede visitarse su web: *www.foodforthebrain.org*.

- **Institute for Optimum Nutrition.** Lleva a cabo cursillos, entre los cuales, uno a distancia y otro de tres años, a media jornada para obtener un título sobre terapia nutricional. Para más detalles, consultar: **www.ion.ac.uk.**

- **Consultas sobre nutrición.** Para buscar terapeutas nutricionistas en nuestra zona, consultar: *www.patrickholford.com* y seleccionar: «consultations» para obtener una referencia en línea. Es un servicio que proporciona detalles sobre terapeutas del Reino Unido y otros países. Si no encontramos ninguno cerca, siempre podemos llevar a cabo una valoración a través de Internet (ver apartado siguiente).

- **Valoración nutricional en línea.** Podemos llevar a cabo nuestra propia evaluación sobre salud y nutrición consultando: *www.patrickholford.com* y clicar en «free online assessment» para obtener más detalle.

- **Psicocalistenia.** La psicocalistenia desarrolla fuerza, agilidad y resistencia y genera energía vital. Para más detalles sobre preparación psicocalisténica, ver: *www.patrickholford.com*. («seminarios»). Puede consultarse asimismo el libro *Master Level Exercise, Psychocalisthenics*, o en CD y DVD. Para más información, ver: *www.pcals.com*.

- **Productos para el cuidado de la piel.** Los productos Environ, creados por el especialista en cirugía estética, doctor Des Fernandes, son preventivos contra el cáncer de piel y el deterioro de ésta a causa del entorno. Están formulados con ingredientes que se han demostrado científicamente activos, como la vitamina A y las vitaminas C, E y el betacaroteno, antioxidantes, que se utilizan cada vez en mayores concentraciones. Environ ayuda a mantener la piel sana, en especial cuando aparecen síntomas de envejecimiento, alteraciones en la pigmentación, problemas y cicatrices. Pueden adquirirse en: *www.healthproductsforlife.com* o *www.environ.co.za*.

Pruebas

- **Pruebas en cuanto a alergia e intolerancia** respecto a determinados alimentos o elementos químicos. Los laboratorios YorkTest comercializan un kit de prueba sobre alergias en cuanto a productos químicos, con el que puede mandarse una muestra de sangre al laboratorio para su análisis. Para más detalles, consultar *www.yorktest.com*.

- **Prueba de la homocisteína.** Los laboratorios YorkTest proporcionan también un kit para el análisis de los niveles de homocisteína. En caso de un alto nivel, se seguirán las instrucciones para su reducción. Consultar *www.yorktest.com* o *www.thefactor.com* para encontrar detalles sobre otros laboratorios, suplementos y solicitar el libro *The H Factor*.

- **Prueba del hígado.** Otro análisis de los laboratorios YorkTest es el LiverCheck, en el que se analizan las enzimas que pueden indicar cualquier deterioro hepático. Exige una prueba de sangre y uno mismo puede obtenerla pinchándose el dedo en casa. Se devuelven los resultados, junto con consejos sobre la mejora hepática en caso de haberse detectado algún problema. Para más detalles, consultar: *www.livercheck.co.uk*.

- **Prueba sobre la salud intestinal.** También los laboratorios York-Test analizan los niveles de las bacterias potencialmente perjudiciales de los intestinos para ayudarnos a hacer una evaluación de la salud del aparato digestivo. Se manda un kit con instrucciones, que hay que devolver con una muestra de heces para su análisis. Se envían los resultados con un informe resumido de fácil comprensión y otro, más detallado, para el profesional de la salud que lleve nuestro caso, así como las directrices para solucionar los problemas digestivos que se hayan identificado.

- **Otras pruebas.** Tenemos también al alcance otras muchas pruebas biomédicas, por ejemplo para poner al descubierto parásitos, alteraciones digestivas o toxicidad, establecer niveles de hormonas y evaluar situaciones en el campo de los nutrientes. Nuestro terapeuta establecerá cuáles necesitamos (como referencia, ver: *www.patrickholford.com*).

Guía de suplementos

A veces puede resultar complicado establecer nuestra propia guía de suplementos ideal, pero la web: *www.patrickholford.com* nos ofrecerá una útil orientación.

He aquí el eje de un buen programa de suplementos:

- Un multivitamínico de gran poder
- Vitamina C suplementaria
- Un suplemento a base de grasas esenciales que contenga aceites omega-3 y omega-6
- Un complejo antioxidante de amplio espectro más adelante en la vida (superados los 50)

Suplementos de plantas, de alimentos y nutrición

En esta sección incluimos algunos de nuestros suplementos preferidos. Al final se encuentran los detalles.

- **Aloe vera.** Planta de la familia de los cactus con muchas propiedades curativas, que ayuda en la digestión, es buena para la piel y para el sistema inmunitario. Como tal, es un tónico completo. Los laboratorios BioCare comercializan un excelente producto de aloe vera en polvo. Deben tomarse dos cápsulas diarias. Puede optarse también por una dosis diaria de zumo de aloe vera.
- **Antioxidantes.** Un buen complejo de amplio espectro de antioxidantes debería proporcionarnos vitamina A (betacaroteno y/o reti-

nol), vitaminas C y E, zinc, selenio, glutatión o cisteína, antocianidinas a partir de extractos de frutas del bosque, ácido lipoico, coenzima Q10 y resveratrol. Nuestro preferido es AGE Antioxidant, de BioCare, seguido por la fórmula antioxidante avanzada de Solgar.

- **Salud ósea.** Los minerales como el calcio, magnesio, boro, zinc y sílice, además de las vitaminas C y D, contribuyen en la mejora de la salud de los huesos. Nuestros suplementos preferidos: Osteoplex de BioCare y complejo de calcio avanzado de Solgar.

- **Apoyo al cerebro y suplementos fosfolípidos.** El cerebro necesita grasas esenciales (ver más adelante), fosfolípidos como la fosfatidilcolina y la fosfatidilserina, y además otros nutrientes clave para su óptima función. Encontraremos cápsulas de 100 mg de fosfatidilserina en BioCare, Solgar, Soria Natural, etc. Se comercializa también fosfatidilcolina en granulado de lecitina. Todos estos productos se encuentran en BioCare.

- **Nutrientes, calmantes y plantas.** La fórmula Chill Food de BioCare proporciona una mezcla calmante con lúpulo, flor de la pasión, glutamina y taurina, además de vitaminas B. La valeriana ayuda también a dormir. Puede probarse asimismo el Extracto de raíz de valeriana de Solgar.

- **Tránsito intestinal y suplementos desintoxicantes.** Existen muchas plantas y fibras que contribuyen en la limpieza del aparato digestivo y constituyen un gran apoyo para la desintoxicación; nuestros preferidos son el ColonGuard y el LIver Detox Pack de BioCare.

- **Enzimas y apoyo a la digestión.** Cualquier enzima digestivo contiene a su vez enzimas para digerir las proteínas (proteasa), hidratos de carbono (amilasa) y grasas (lipasa). Algunos contienen además amiloglucosidasa (denominada también glucoamilasa), que digieren los glucósidos que se encuentran en determinadas legumbres y verduras, característicos por sus efectos flatulentos. En este sentido, es excelente el DigestPro de BioCare, así como AbsorbN-Zyme de Solgar. DigestPro también contiene probióticos. Si la digestión de la leche constituye un problema, es probable que se tenga carencia de la enzima lactasa, que descompone el azúcar en la sangre. En este caso, si se toma leche, pueden añadírsele antes unas gotas de lactasa. BioCare comercializa también enzimas en gotas: se añadirán 4-8 por 500 ml de leche antes de tomarla.

- **Suplementos de grasas esenciales y aceite de pescado.** Las grasas omega-3 más importantes son el DHA, el DPA, y EPA, y su mejor fuente es el aceite de hígado de bacalao. La grasa omega-6 más importante es el GLA, y su mejor fuente, el aceite de borraja. Mi suplemento preferido es el Essential Omegas de BioCare, que proporciona una alta concentración de la mezcla de EPA, DPA, DHA y GLA. Esta firma comercializa también un suplemento de aceite de pescado omega-3, muy útil, así como el aceite de hígado de bacalao de Seven Seas (Merck). Ambos productos han demostrado una gran pureza cuando se han analizado en busca de residuos de PCB, que se encuentran en casi todos los pescados. El aceite de hígado de bacalao contiene también vitamina A. La GLA Emulsion de BioCare y la GLA de Solgar (una al día) resultan útiles si uno quiere limitarse a las grasas omega-6.

- **Get up & Go!.** Un sabroso batido para el desayuno, que se mezcla con leche o zumo y fruta, proporciona una importante cantidad de vitaminas y minerales y también proteínas a partir de una combinación de arroz, soja y quinua, fibra de arroz y de avena, así como ácidos grasos esenciales de semillas de sésamo, girasol y calabaza. Un desayuno saludable con menos de 500 calorías y bajo en contenido glucémico que resulta muy apropiado. Puede conseguirse en BioCare.

- **Suplementos beneficiosos para las hormonas.** Existen muchas plantas, vitaminas, minerales y fitonutrientes, como las isoflavonas, que influyen en la salud hormonal. Para problemas de tiroides, puede probarse el Thyroid Complex de BioCare. Las mujeres que padezcan problemas de equilibrio hormonal -estén en época de menstruación o en la menopausia- pueden probar Female Balance de BioCare, que contiene una gran variedad de nutrientes, entre los que se encuentran las isoflavonas.

- **Apoyo al sistema inmunológico y suplementos de vitamina C.** La vitamina C es el nutriente básico para mantener la salud del sistema inmunológico. Son también importantes en este campo el zinc y los bioflavonoides y las antocianidinas de las bayas, las mejores de las cuales son la del saúco y la del arándano. ImmuneC de BioCare proporciona vitamina C, extracto de arándano, extracto de saúco y extracto de zinc. El extracto de semillas de pomelo constituye una parte importante del programa de protección inmunológica natural y las encontramos en Biocidin de BioCare.

- **Suplementos y cremas para las articulaciones.** Las combinaciones de boswellia, curcumina de la cúrcuma, extracto de lúpulo, extracto de aceitunas, glucosamida, MSM y grasas omega-3 ayudan a mantener a raya la inflamación. Para problemas de rigidez o lesiones en músculos o articulaciones recomendamos la boswellia, así como el jengibre, la capsicina y la menta. Para curar la piel, el palmitato de ascorbilo (vitamina C) y el aloe vera resultan excelentes, así como el MSM, una forma de azufre. El Joint Support de BioCare contiene una combinación de estos nutrientes.

- **Suplementos multivitamínicos y minerales.** La mejor decisión que podemos tomar en cuanto a suplementos es la de tomar el multivitamínico adecuado. Muchos de ellos se fabrican sobre una base de nutrientes con los niveles recomendados oficialmente, lo que no significa que sean niveles de nutrición óptimos. El mejor multivitamínico basado en niveles de nutrición óptimos es Optimum Nutrition Formula de BioCare. Es también adecuado el VM-2000 de Solgar. De ambos se recomiendan dos tabletas al día. El primero presenta un mejor nivel de minerales, en especial, calcio y magnesio. Lo ideal sería tomarlos con un gramo extra de vitamina C. BioCare también fabrica un excelente multivitamínico infantil denominado Optimun Nutition for Children.

Probióticos

- **Los probióticos** son suplementos con bacterias beneficiosas, y las dos principales cepas de éstas son el *Lactobacillus acidophilus* y el

Bifidobacterium bífidus. Existen ciertas diferencias en cuanto a volumen de bacterias (en algunas etiquetas vemos afirmaciones como «un billón de organismos por cápsula») y a calidad. Los siguientes suplementos son de gran calidad y su formulación es la adecuada: Bifidoinfantis de BioCare puede tomarse desde el nacimiento hasta el destete; a partir de aquí, los niños pueden tomar polvos de plátano o fresa con *acidophilus* de BioCare, cápsulas Bio-Acidophilus también de BioCare, o bien ABCDophilus de Solgar. Los adultos pueden tomar Bio-Acidophilus de BioCare o bien DigestPro, también de BioCare, que contiene probióticos, además de enzimas digestivas. Hay que recordar que los probióticos deben guardarse en el frigorífico, pues el calor y la luz pueden matar las bacterias.

- **Apoyo a la pérdida de peso.** Existen tres suplementos que vale la pena tener en cuenta para el adecuado funcionamiento del metabolismo cuando se sigue una dieta adelgazante. Se trata del cromo, HCA (ácido hidroxicítrico) y 5-HTP. El GL Support de BioCare los incluye. El Cinnachrome de BioCare combina cromo y canela. Solgar también comercializa suplementos de HCA y cromo.

Proveedores de suplementos

Las siguientes empresas fabrican suplementos de calidad que pueden conseguirse por Internet o en tiendas especializadas.

- Biocare: *www.BioCare.co.uk.*
- Seven Seas (Merck) especialistas en aceite de hígado de bacalao, rico en grasas omega-3. Puede encontrarse en tiendas especializadas y farmacias o en *www.sseas.com.*
- Solgar, en tiendas especializadas o *www.solgar.com.*
- Health Products for Life ofrece una amplia gama de productos para la salud, desde suplementos hasta filtros para el agua a través de Internet: *www.healthproductsforlife.com.*

Para saber más. Otros libros de Patrick Holford

Di no al cáncer. Idea Books, S.A., Barcelona, 2005.

La biblia de la nutrición óptima. Ediciones Robinbook, S.L., Barcelona, 1999.

La nueva dieta glucémica. Ediciones Robinbook, S.L., Barcelona, 2007.

Mejore su digestión. Amat Editorial, Barcelona, 2002.

No a la artritis. Idea Books, S.A., Barcelona, 2005.

Nutrición óptima antes, durante y después del embarazo: consigue el máximo bienestar para ti y para tu bebé. Amat Editorial, Barcelona, 2005.

Nutrición óptima para la mente. Ediciones Robinbook S.L., Barcelona, 2005.

Nutrición óptima para la mente del niño. Ediciones Robinbook, S.L., Barcelona, 2008.

Protege tu sistema inmunológico. Idea Books S.A., Barcelona, 2005.

Glosario

Índice

Otros títulos recomendados

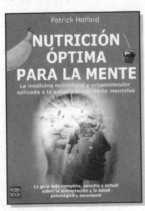

Nutrición óptima para la mente

Patrick Holford

La medicina nutricional y ortomolecular aplicada a la salud y el equilibrio mentales

El modo en que usted piensa y siente depende directamente de lo que come. Muchas de las enfermedades mentales que hacen que la gente acuda a las consultas de psiquiatría podrían evitarse, aliviarse o curarse mediante un cambio en los hábitos alimenticios y con el apoyo de suplementos nutricionales específicos. La nutrición puede repercutir tanto positiva como negativamente en aspectos tan importantes como la capacidad intelectual, el envejecimiento o determinadas enfermedades cerebrales, como la epilepsia, la esquizofrenia el Alzheimer o el Parkinson.

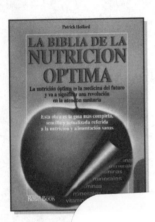

La biblia de la nutrición óptima

Patrick Holford

La nutrición óptima es la medicina del futuro y va a significar una revolución en la atención sanitaria

La nutrición óptima está conduciendo a una revolución en la atención sanitaria. Sin desdeñar la sabiduría popular en cuestiones de alimentación, las últimas investigaciones en materia de nutrición y salud nos ofrecen ya la posibilidad de proporcionarle a nuestro ~~~~~~ estado óptimo de salud ~~~~~~ a y rigurosa, este libro pone a nuest~~~~~~ ~~~~~~a.

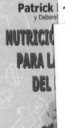

Patrick ~~~~~ y Debora~

NUTRICI~
PARA L~
DEL ~

~~~ e del niño

~ida basura» de aquel
~s autores de este libro
~mentar el grado de
~ionar problemas, las
~dinación física de los
~lemente cambiando

malos hábito~